まっとうしませんか！ピンコロ人生

仲岡健二　編著

明窓出版

目次

第3章　生活習慣病その元凶は活性酸素

第4章　活性酸素の発生原因

第5章　活性酸素から身体を守るためには？

第6章　活性酸素を除去し、より健康な生活を送るためには？

はじめに

最近、私はとても不思議に思っていることがあります。それはこんなに世の中の環境が悪くなっているにもかかわらず、日本人の寿命が延びているからです。日本人の平均寿命はここ数年来世界一の座を維持し続けているのです。

でも、この現状をこれからも維持していくことができるのでしょうか。今私達を取り巻く環境を改めて見つめ直すと、答えは明らかにNOという気がします。

バブルが崩壊してもう一〇年が経ちました。いっこうに景気は良くなりません。最近政府は景気は上向きになったと発表しましたが、おいそれ「はいそうですか」と素直に思えないのは私だけではなく、国民のほとんどのいつわらぬ気持ちではないかと思います。論より証拠で今年は年初来株価は安値をつけております。

景気が上向きといっても、ごく一部の情報、通信関連の企業だけが潤っているだけです。実際、殆どの企業が赤字か、なんとか決算上は利益を出したが実質は赤字であるというのが、いつわらざるところだと思います。事業規模を縮小し、資産の売却、リストラによって社員数の減少を計ることで、かろうじて経常利益を出しているのが実態です。

一方では、大手企業の倒産、中小企業の倒産も急増しています。その結果が失業率の上昇というかたちで世の中に現れてきています。完全失業率は四、九％（二〇〇〇年二月）と最悪記録に更新しました。まだまだ更新すると私はみています。

しかも、もっとも深刻な問題は世帯主の失業、中でも中高年の失業者の増加です。毎月の生計を維持するどころか、教育ローン、住宅ローンが払えなくてローン破産という悲惨な現状に追い込まれた人が枚挙にいとまないのです。

一旦失業するとおいそれと再就職ができません。雇用保険が貰えるのは最大の人で一〇ヶ月です。（二〇〇一年四月以降、更に短縮されます。）それを過ぎても再就職のめどがたたないのが現状なのです。

その結果、将来を悲観して中高年の自殺者が急増しています。非常に嘆かわしいことです。たとえ自殺しなくっても、昨今健康を害する人が増えていることも忌々しき問題です。今、私達をとりまく社会環境、生活環境は著しく悪化しています。

倒産、リストラによる失業、たとえ会社がなんとか生き残ったとしてもこの不況続きでここ四～五年給料は減る一方です。これらの生活していくうえでの経済的不安。また子供の教育問題、夫婦間の不和、離婚と家庭内における問題。そして、騒音、悪臭、排気ガス等における環境の悪化と数え上げているときりがありません。

これらの悪環境からくるストレス。

このストレスが私達の健康を大変損なっています。自律神経の正常な働きを阻害し、さまざまな病気の原因となっています。

また、私達の日常における食生活も劣悪な環境になっています。ここ二〇年来の食生活の欧米化。必要な栄養量が毎日の食事から摂れなくなっている現状。ジャンクフード、加工食品等が身体にもたらす悪影響、等、等。このような環境の中で今、私達の健康は著しく侵されています。

従っていくら長生きしても、こんな環境で健康を損なって、また半健康人の状態で生き長らえて、楽しいでしょうか。辛い思いをしながら、苦しい思いをしながら生きていて楽しいでしょうか。私はこんな生活はしたくないです。毎日を明るく、愉快に健康で過ごしたい。そして、死ぬときは余り苦しまず、長患いをせずにぽっくりあの世に往きたいと思っています。

昨年の二月に長寿で何かと私達に明るい話題を提供してくれていた名古屋の双子姉妹のきんさんぎんさん。そのきんさんがお亡くなりになりました。当年とって一〇七歳だったそうです。

でも亡くなられる一ヶ月前までとてもお元気に日常生活を送っておられました。そして、体調を崩されて入院されてから一ヶ月後に亡くなられました。本当に亡くなる間際まで元気で、周りの人に迷惑をかけずにあの世へ旅立たれました。まさに、理想の死に方だと思いませんか。こんな死に方ができれば最高の人生だとお思いになりませんか。私は是非ともきんさんにあやかりたいと思っています。

私事で恐縮ですが、私の母は今年（平成一三年）で八九歳になります。昨年、四月に兄弟姉妹とその家族が集まって、米寿のお祝いをしました。

現在、大阪で一人で暮しています。父親が亡くなってから十年経ちますが、それ以来一人暮しをしています。長兄がぼちぼち一緒に暮らそうと話しますが、頑として受け付けません。なんとしても一人暮しが気楽でいいそうです。

また、本人がそういうだけあって、元気そのものです。多少耳が遠くなったのと、座るのに少し不自由を感じるぐらいで、健康そのものです。「何故そんなにお元気なんですか。」「何か長生きの秘訣がおありなんでしょうね。」などとよく聞かれるそうです。でも本人にとってみれば別に改まって何かをしているわけでもありません。しかし、私から見ると幾つかの理由はあると考えられます。

まず挙げられる第一の理由は彼女の性格です。とにかく明るい、そして何事にも前向きであり、いやな事があってもいつまでもくよくよとひきずらない。特に私が子供のころの我が家は一〇人の大家族で暮していましたから、いちいち細かい事にこだわってなんかいられなかったのが実情だったのかもしれません。しかも、戦後の食料難の時代を乗り切って生きてきたのだから、かなりのたくましさを身につけたと考えられます。

逆にストレスなど感じてる隙などなかったのが母にとってはよかったのだと、今にしては思われます。

第二の理由はそんな忙しさにもかかわらず、とても世話好きだったことです。子供が多かったせいでもあるのですが、五〜六年にわたって小、中学校のＰＴＡの役員を引き受けていましたし、いろんな人の面倒をよくみていました。ともかく、ものごとを常に前向きに捉えて行動をしていました。

第三の理由は多趣味です。若いときから、茶道、謡曲を習っていました。しかも我が家を稽古場として開放していましたから、いつも大勢の人が我が家に出入りしていました。なかでも一番の趣味はフランス刺繍です。これに関しては後に先生の資格を取り大勢のお弟子さんをとり教えています。それが四〇年経った今も続いているのです。今や我が実家はサロン化しています。

しかもお弟子さんの年齢層は二〇代から七〇代と大変幅が広い。従って、結構情報通なのです。例えばインターネットの話しなんかが日常会話に出てきたりして驚かされたりします。また八〇歳からはパッチワークを習い始め、毎年展覧会に大作を出品しています。

第四の理由は料理です。若い時から料理を作るのが大好きでした。今でもこまめに作っており、たまに私が実家に戻ると必ず新しいレパートリーが増えています。しかも作るばかりではなく、食べに出かけることも大好きです。美味しいお店があると聞くと、必ず誰かを誘って食べに出かけます。食べる事にかけては人一倍貪欲ですし、好奇心旺盛です。

そして食べ物の好みに関しては、好き嫌いはありませんがどちらかというと和食系です。

以上の理由から私の母の長生きの秘訣を分析すると、ともかく第一にあげられることはストレスをためていないことであり、常に先を見て歩き、何事にもプラス思考です。

次に多趣味であり大勢の友人（老若男女問わず、年齢層も幅広く）を持つ事により年中出歩いています。そして和食を中心とした手作り料理であること。どうやらこれが、いつまでも元気で、長生きする秘訣だといえるのではないでしょうか。

今、日本は身体も心も大変病んでいます。国も国民もかなりの重症といえるのではないでしょうか。こんな不健康な環境で、不健康な身体で皆さんは長生きしたいと思われますか。

人によっては五〇才前後から誰かに介護されながら生きながらえている人がおられますが、そんな生活を送って本当に人生幸せといえるでしょうか。

また三〇代、四〇代でも成人病が大変増えています。本当に健康ですよとお医者さんに太鼓判を押される成人はわずか5％だというデータも出ています。こんな状態で日本の将来は大丈夫なのでしょうか、とても心配です。この先日本が経済的にも、社会的にも豊かに発展していくためには、まず国民一人一人が健康であるということが、最も大事なことではないでしょうか。

どうでしょうか、皆さんは自分自身の健康について真剣に考えられたことがおありですか。日頃、どこまで注意をはらわれてますか、殆どの人が軽んじておられるのではないでしょうか。ちょっと調子が悪くなると、お医者さんに行き、大量の薬を貰って済ませてしまう、それが現状だと思います。

最近「自己責任」という言葉をよく耳にします。そうなんです。これまでみたいに他人に、企業に、行政に、責任をおっ被せて生きていける時代はもう終わったのです。

自分のことは自分で責任をもって生きていく時代なのです。健康も然りです。

自分の健康は自分で管理していかねばならないのがこれからの世の中です。ですから、もしも貴方が平均年齢の80歳まで生きるとしたら、いや七五歳でもいいです、どうでしよう、せめて生きているあいだはぴんぴん元気に生きて、亡くなるときはコロリとあの世へ往きませんか。私はそんな人生を送りたいと最近ますます思うようになりました。

そして我々にとって「健康」ってどういうことなのだろうかと、もう一度原点に戻って考え、整理してみました。今回得た結論は、「健康」はお医者さんに頼るのではなく自分自身で必要な知識を身につけ自分自身を管理、維持していくものだと。またちょっとした注意を心掛けるだけで毎日明るく楽しい生活を送ることが出来るのだと。

皆さんどうせ長生きするのなら、たった一度の人生です。ぴんぴん長生きし、コロリと死にませんか。

そんな生き方が出来たらという思いでこの本を書いてみました。少しでも皆さんのお役にたてばと思っています。

第一章　長寿国家日本の現状

☆日本はいまや世界一の長寿社会だが……しかし

今や、日本は世界一の長寿国家です。戦後五十五年で押しも押されもせぬ長生きの国になったのです。平均寿命で八〇、九歳です。ついこの間七〇歳を超えたと大騒ぎしていたのにあっという間でした。私の年代では凄いなと、いささか感慨深いものがあります。

というのも私から上の年代の人達、すなわち六〇歳以上の方達が戦後の最も混乱した時期に少年期、青年期を迎え、過ごしたのです。それこそ満足に食べる物も、着る衣服もなかった。まさに家族が一丸となって明日の糧を求めていた時代です。今をばら色とするなら灰色の青春時代であったといえます。

しかしそんな何もない時代を生き抜いてきた、その逞しさが今日長生きする下地を作ったのかもしれません。言い換えれば粗食が良かったとも言えます。

また、地球環境も現在と比べると雲泥の差です。都会にいても空気は美味しかったし、水道の水もけっして不味くはありませんでした。

しかし、なんといっても長生きする一番の秘密は「日本食」にあったように思われます。だから、少なくとも六十歳以上の人は長寿の素質が備わっているといえます。最近になって「日本食」が見直されていますが、まさに長寿のための条件が備わった食事だといえます。

日本食の利点はなんといっても低カロリーです。穀物類を主食として、ビタミン、ミネラルが豊富だった野菜（残念ながら今の野菜は当てはまらない）、そして魚介類をたっぷり食べてきました。それぞれの栄養価に関しては後で詳しく述べますが、ともかく人間が長生きするための理想的な食事内容を備えていることは間違いないようです。

最近、アメリカで日本食ブームが起っていることをご存知でしょうか。ダイエットに最も適しているということも一つの要因になっています。「寿司バー」が流行っているそうです。

また、多くの病院で、日本食を採り入れています。カロリー摂取量が世界一のアメリカ人にとっては、日本食は最高のダイエット食であることは確かです。

少し話しが横道に逸れましたが、「日本食」が今の長寿世界一を創りだした要因の一つであることだけは確信を持って言えるでしょう。

話しを少し戻しましょう。確かに日本は世界一の長寿国になりましたが、さてその中身はどうでしょうか。

一生懸命に家族のために働き、少しでも会社に貢献すべく昼夜を問わずに働いてきて、そして子育てを終えてリタイヤする。さあこれから残された人生を夫婦で本当に稔り多いものにしようと、充実感のあるイキイキとした生活を楽しまれるお年寄り。そういう方々に出遭うと本当にこちらまでが幸せな気持ちになります。人生における豊かさを感じます。

ところが、そうでもない人達がおられます。人生の終着駅に向かってこれからというときに忍び寄ってくる影、それが「呆け」、老人性痴呆症です。

本当にこれから自分のやりたい事を始めようとした時に呆けてしまう。これでは何のための人生か。しかも、そのまま寝たきり老人になってしまっては、自分自身が不幸なだけではなく、家族や周りの人までも不幸に巻きこんでしまいます。

そうなるまでがいくら充実した人生を送ってきたとしても、最後になって台無しです。

ですからそんな人生の終着駅を迎えないように心掛けたいものです。

どうせ長生きするのなら、楽しくピンピン元気に生きて死ぬときはコロリとあの世へ行きませんか。それが私の提案です。そしてこの本を読み終えたころにはきっと貴方もピンコロ人生に向かって突き進んでおられることと思います。

☆ダイナミックヘルスで人生をまっとうしょう

皆さんは、人間の身体が幾つぐらいの細胞から出来ているのかご存知ですか。六十兆個の細胞から出来ているそうです。そして約二〇〇日で新しい細胞に生まれ変わるのです。ところが、二十歳を過ぎ成長期を終えたころからは、生まれてくる細胞よりも死んでいく細胞の方が多くなっていくのです。例えば脳細胞ですが、大脳百四十億個、小脳一千億個合計一千百四十億個あります。この脳細胞も、二十歳を過ぎると毎日十万個は死んでいっているのです。時間にすれば1時間に四、一六六個消えていっていることになります。

そう聞くとなんだか怖くなってきませんか。でも心配ご無用。毎日十万個ということは一ヶ月参百萬個であり、一年にすると三千六百五十万個。十年で三億六千五百万個、二十年で七億三千万個、三十年で十億九千五百万個です。脳細胞は一千百四十億個からすれば知れた数です。

人間が生きている間に使う脳細胞はごく僅かで、我々凡人の場合は約三〇%程度です。従って殆どの脳細胞は未使用で終わるのです。もったいないかぎりですが、これればかりはどうにもなりません。

さて健康というものを細胞側からとらえてみると、「六十兆個の細胞の一つ一つが元気である」という事です。少しでもおかしな細胞、弱った細胞があれば厳密には健康とはいえません。従っていかにして、いつもいきいきとした健康な細胞を維持していくかということがとても大事なことなのです。

次頁の図を見てみましょう。タテ軸は健康、病気、死を、ヨコ軸は年齢を表しています。真中に太い幅でグレーゾーンをもうけています。私達人間は生まれたときは当然誰もが健康そのものです。もちろん、何らかの障害をもって生まれてきた不幸な人がいることも承知しています。

そして殆どの人達が十歳前後から何かの病気を体験し、治癒し、また病気になり、治癒し、と、これを繰り返しながらやがて亡くなっていきます。多くの人達が通常こういうパターンで人生を終えていると思います。

しかし、私が皆さんに提案したいのは、この太い線のように「生きている間は何の病気もせずピンピン元気に毎日を楽しく暮らし、そして亡くなるときにはコロリとあの世へ往きましょう」という人生を送りませんかということです。それは決して不可能なことではありません。

それを可能にするのは貴方自身の心掛けしだいです。これからの世の中は自己責任の時代です。自分の健康は自分で管理するのです。それはちょっとした意識をもつことでいいのです、少しでも自覚することにより「ピンコロ人生」は可能です。そんなに難しいことではありません。

最近では病気に何故なるのか、どうすれば防げるのか、私達素人でもちょっと勉強すればわかります。

そしてこういう健康な生き方を「ダイナミックヘルス」といいます。

どうでしょうか、少し心掛けてみませんか

☆二十一世紀は国民四人に一人が高齢者

総務庁の調査によると昨年（平成十二年）九月十五日敬老の日現在で六十五歳以上の高齢者

ダイナクックヘルス

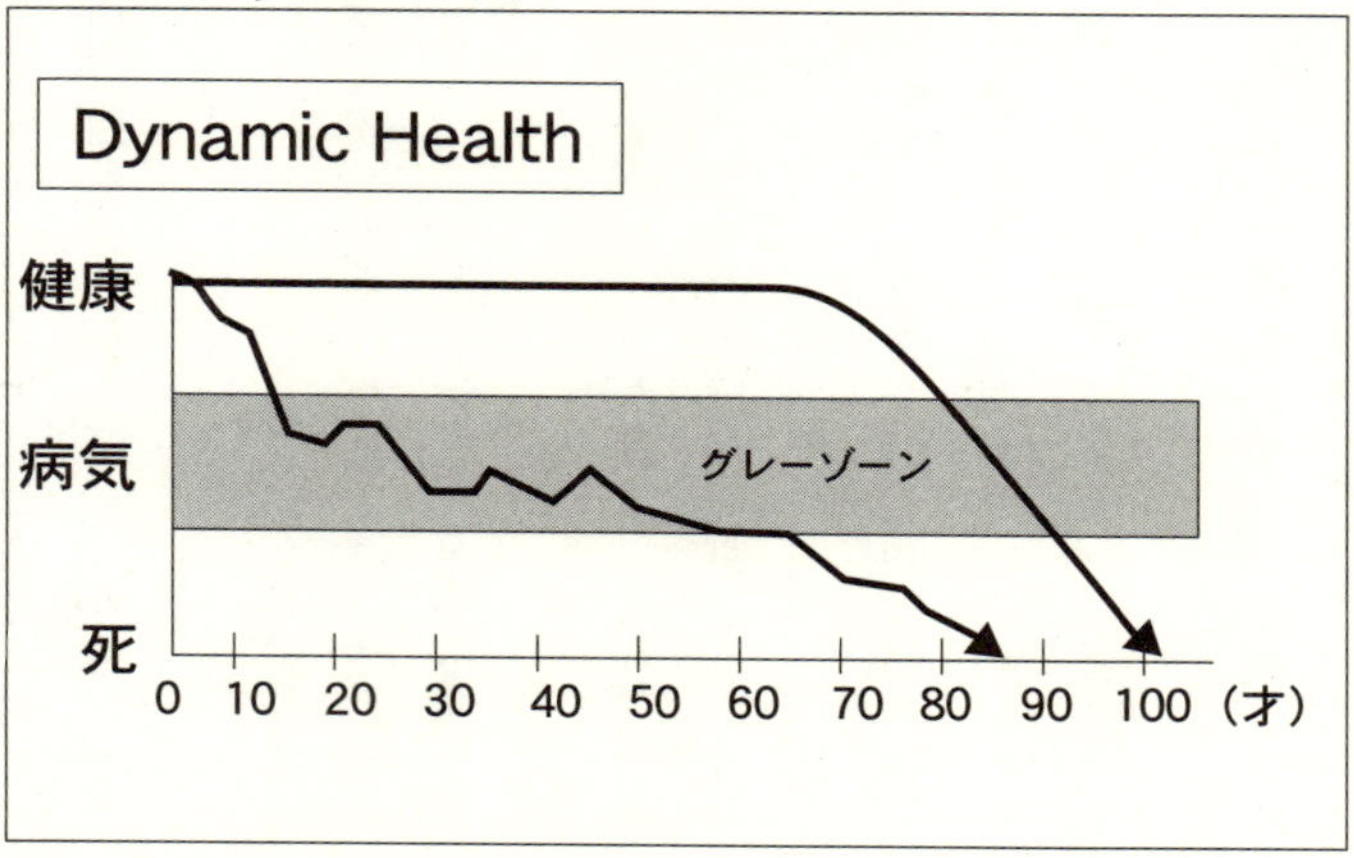

の推計人口が、平成十一年より七十四万人増え二千百九十万人になったそうです。総人口に占める割合も○、六％上昇し、十七、三％になりました。いずれも過去最高の伸び率です。これは五、八人に一人が六十五歳以上の高齢者だということです。

単純に計算してみても国民の働く世代五、八人が一人の高齢者を養っているという計算になります。いかに高齢化が進展しているのかが改めて浮彫りされました。

総人口に占める高齢者の割合

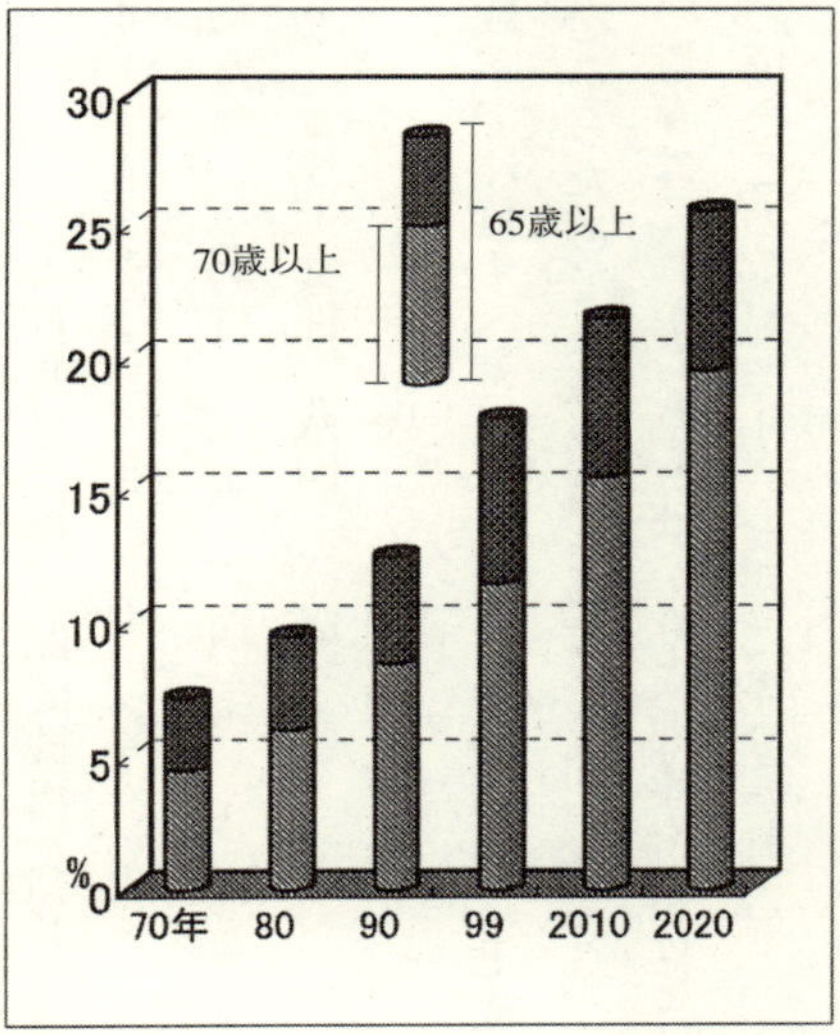

しかも、国立社会保障・人口問題研究所の推計によりますと、六十五歳以上の人口は今後も増加し、総人口に占める割合は二〇一〇年には二十二、〇％に上昇。二〇十五年には二五、二％と四人に一人が高齢者になるという予想が出ています。

平均寿命も健康長寿も日本は世界一

（二〇〇〇年）六月四日に世界保健機構（ＷＨＯ）が発表した世界各国の平均寿命で日本は今回も世界一長寿国の座を維持した。

◎平均寿命　男性　七七、六歳
　　　　　　女性　八四、三歳
　　　　　　平均　八〇、九歳

この数字で注目すべきことは男女の差が六、七歳もあるということである。まさに女性の強さをあらためてしみじみと感じます。実際亭主が亡くなったら、逆に元気になって、さて私の青春はこれからだとばかりに趣味や旅行を楽しんでいる女性を多くみかけます。男性の場合この反対です。女房に先立たれると、一気に老け込んで一～二年後に追っかけるように亡くなるケースをよく耳にします。男の弱さ、女のしぶとさを感じるのは私ばかりではなく、男性陣は同意見ではないでしょうか。

もっとも、女性が男性より長生きするのはいつの時代でもどの国においても共通しています。これまで、世界中の学者がいろいろ原因を突き止めようと、調査・研究をしてきましたが、どれもこれといった決定的な決め手に欠けていました。

しかし、最近になって活性酸素に関する研究からいろいろなことがわかってきました。

男性より女性が長生きする理由がじつはちゃんとあるのです。あくまでも予測ですが次のようなことだろうと考えられています。

一つ目は、人間は空気すなわち酸素を吸って生きているわけですが、何もしないでじっと安静にしているときにも、心臓や肺、他の内蔵は常に活動をしています。このとき消費するエネルギー量を「基礎代謝」といいますが、この基礎代謝量は男性のほうが女性より十%程度多いのです。つまり、男性はそれだけ酸素を消費する量が多く、そのぶんよけいに活性酸素にさらされているというわけです。

ここで「活性酸素」という言葉が登場してきましたが、活性酸素に関しては最近マスコミでもよく取り上げているので読者の中にもよくご存知の方が大勢おられるでしょう。別の章で詳しくお話ししますので、ここでは簡単に触れておきます。

要は人が普段吸っている酸素の二～三%が体の中で活性酸素になるのですが、この活性酸素が実は人間の細胞を酸化させたり傷つけたりするのです。

そしてそれが原因でガン、動脈硬化など、様々な病気になることが最近はっきりしてきたのです。

従って女性よりたくさんの活性酸素を身体の中に取り込む男性の方が老化するのも早く、病気に罹る率も高いのです。

二つ目の原因としてあげられるのは、ストレスです。男性の場合は二十歳前後から社会に出ていろいろな出来事に遭遇し、悩みやストレスを抱え込みます。

仕事上から来る様々なトラブルなど六十歳の定年までには相当の紆余曲折があります。これらのストレスも結果的には大量の活性酸素を発生させるのです。

ストレスが原因で胃潰瘍や十二指腸潰瘍になることは以前からよく知られています。この点女性の方は男性に比べて、ストレスは比較的少ない環境にいると言えるのではないでしょうか。勿論、最近女性もどんどん社会に進出してきていますからそれなりのストレスを受けているでしょう。

しかし少なくとも六十歳以上の女性は結婚して家庭に入った人が圧倒的に多いと思います。家庭に入ったからストレスはまったく無いとは決して申しませんが、男性と比べればそのダメージは相当少ないと考えられます。

三つ目の原因は女性ホルモンです。女性ホルモンのエストロゲンには、活性酸素を除去する抗酸化作用があることがわかったのです。逆に男性ホルモンは新陳代謝を活発にする作用があります。そのため、男性は活性酸素をよけいに発生させることになります。

以上に述べた三つの要因でどうやら男性より女性が長生きするようです。

◎健康寿命

男性　七一、九歳
女性　七七、二歳
平均　七四、五歳

今年、世界保健機構（ＷＨＯ）は平均で何歳まで健康に生きられるかを示す国別の「健康寿命」を初めて発表しました。合計百九十一カ国を調べており、日本は七四、五歳で、世界で最も健康に長生きできる国として平均寿命とともに位置づけられました。

従来発表されていた「平均寿命」では、年令ごとの死亡率だけから計算されていたため、実際に健康状態がどうなのか、誰の世話にもならずに健康に生活をしているのかがわかりませんでした。

今回発表した新しい指標である健康寿命は、平均してどの年令まで健康に暮らしていけるかを示すもので、病気や怪我で健康が損なわれている期間を平均寿命から差し引いています。障害の程度も考慮し、たくさんの人が重い障害に長い間悩むほど、平均寿命と健康寿命の差は開くことになります。ＷＨＯは今後、健康寿命を重点的に発表していくそうです。

現在全国で寝たきり老人が何人ぐらいいるかご存知ですか、百万人います。痴呆老人

（老人性痴呆症）は百二十万人います。昨年（平成十二年）四月から介護保険制度がスタートしましたが、この介護保険を申請した六十五歳以上の人の合計は、寝たきり老人、痴呆老人を含めて二百八十万人になったそうです。それが二千十年に三百九十万人、二〇二五年には五百二十万人に上る見通しです。

このように、いくら長生きしても家族や他人の介護を受けながら生活をしていては本人自身がもっとも苦痛でしょうし、ましてや寝たきり老人になってしまったら、人生の終着駅にきてこんな辛いことはありません。

出来れば平均寿命までピンピンしていたいですね。

主な国の健康寿命

日　本	74.5	(1)
オーストラリア	73.2	(2)
フランス	73.1	(3)
米　国	70.0	(24)
韓　国	62.3	(81)
中　国	62.3	(82)
ロシア	61.3	(92)
インド	53,2	(135)
エチオピア	33.5	(182)
シェラレオネ	25.9	(191)

年令、カッコ内は191カ国中の順位

世界保健機関（WHO）2000年6月4日発表

右図の主な国の健康寿命を見ていただきたい。最も健康寿命が短い国は、アフリカのシエラレオルという国で、なんとわずか二五、九歳です。長い間内戦が続いているのが最も大きな原因のようです。

こういうことを聞かされると、日本の平和がどれほど我々に幸せをもたらしてくれているのかを、改めて考えてみる必要があるような気がします。

☆元気ですシルバー世代——六〇代は恋の現役

ここで少し元気のいい老人もたくさんおられることも話しておきたいと思います。

平成一一年九月に日本旅行業協会が発表した調査によると、ハワイで孫と一緒に過ごす男性やアイルランドへ八回も旅行に行った八〇代の女性など元気一杯残された人生を楽しんでいるシルバー世代が大勢います。六十歳以上の海外旅行者は一九九三年以降五割増しで、シルバー世代のほぼ二人に一人がこの五年間に海外旅行に行ったと答えたそうです。

またこれまでに海外旅行の経験がある人は約七割で平均回数は四回だそうです。

スイス、カナダ、フランスが行ってみたい国の上位三カ国で、ハワイ、アメリカは第六位で人気は落ちています。

「だれと旅行したいか」という質問に対しては、男性は妻と答えた人が約六割、それに対して女性の方は夫と友人がほぼ同じ割合で約四割だった。

シルバー世代の最近のトレンドは何かご存知でしょうか。じつは山歩きだそうです。それも国内ではなくて、海外のスイス、オーストリアなどのハイキングコースで山歩きするのも最近のトレンドだそうです。

一方こんなデータもあります。これは住友生命保険が実施した「老い」についての意識調査でビジネスマンの大半がこのように考えていることが分かりました。それは恋愛に関しては六十歳ではまだまだ現役ということです。そして、もし恋愛に定年があるとしたら何歳かという質問に対しては約七十一歳だということです。

私は個人的には死ぬまでと思っています。異性の存在を意識しなくなった時は墓場行きと勝手に決め込んでいるからです。

昔から六十歳を長寿の節目として還暦と称してきましたが、これを現代社会で新たに設定し直したら何歳が最もいいかの質問に対しては恋愛と同じで七十一歳でした。

私自身も十歳は若いと思っていましたから納得のいく数字です。

☆現代人は半健康人ばかり

ここまでは、どちらかといえば六十歳以上の人達を中心に話してきましたので、このへんで若い世代に目を向けてみましょう。

いまや日本の現状は、「どこも悪いところはありません、健康です」と医者が太鼓判を押せる成人は全人口の十％以下かもしれないという予測が発表されました。

これは人を健康か病気かに二分するのではなくて、健康とはいいきれない「半健康人」という項目を新たに設定したところ、「半健康人」は全体の約三分の一に達していたことが解りました。

これら「半健康人」は、検査における数値にはあまり異常は見られなかったのに、医者の問診では生活習慣の乱れている人が非常に多いことが分かりました。

以下に平成九年一月十八日に掲載された朝日新聞の記事を抜粋してみました。

「この調査は、住友総合検診システムが一九九五年度に成人検診を受けた二万三千三百二十七人の検診結果を吉川博通・日本総合検診医学会大会会長が分析したものである。

平均年令は四十八歳で男女比はほぼ三対二だった。健康診断で得られた肥満度や血圧、コレステロール値、尿酸値など約五十項目の検査値を総合判定した。そして基準値を外れた検査項目の数やその程度から、①検査値が正常の範囲か、異常があっても日常生活には全く差し支えない「健康群」と、②検査値に小さな異常があり、医師の経過観察が必要な「半健康群」、③日常生活で注意が必要だったり、治療や精密検査が必要だったりする「異常のある群」の三つのグループに分けた。

その結果「健康群」が全体のわずか五％（男四％、女六％）に過ぎず、三六％（男三三％、女四〇％）が「半健康群」に属し、半数以上の五九％が「異常のある群」と判定された。年齢が高いほど「健康群」と「半健康群」が減り、三十代で「異常のある群」が半数を超えた。「異常群」の多さは検診項目が増えているうえ、病気の見逃しを防ぐため、基準値を厳しく見ている影響と見られる。こ

現代人の健康状況

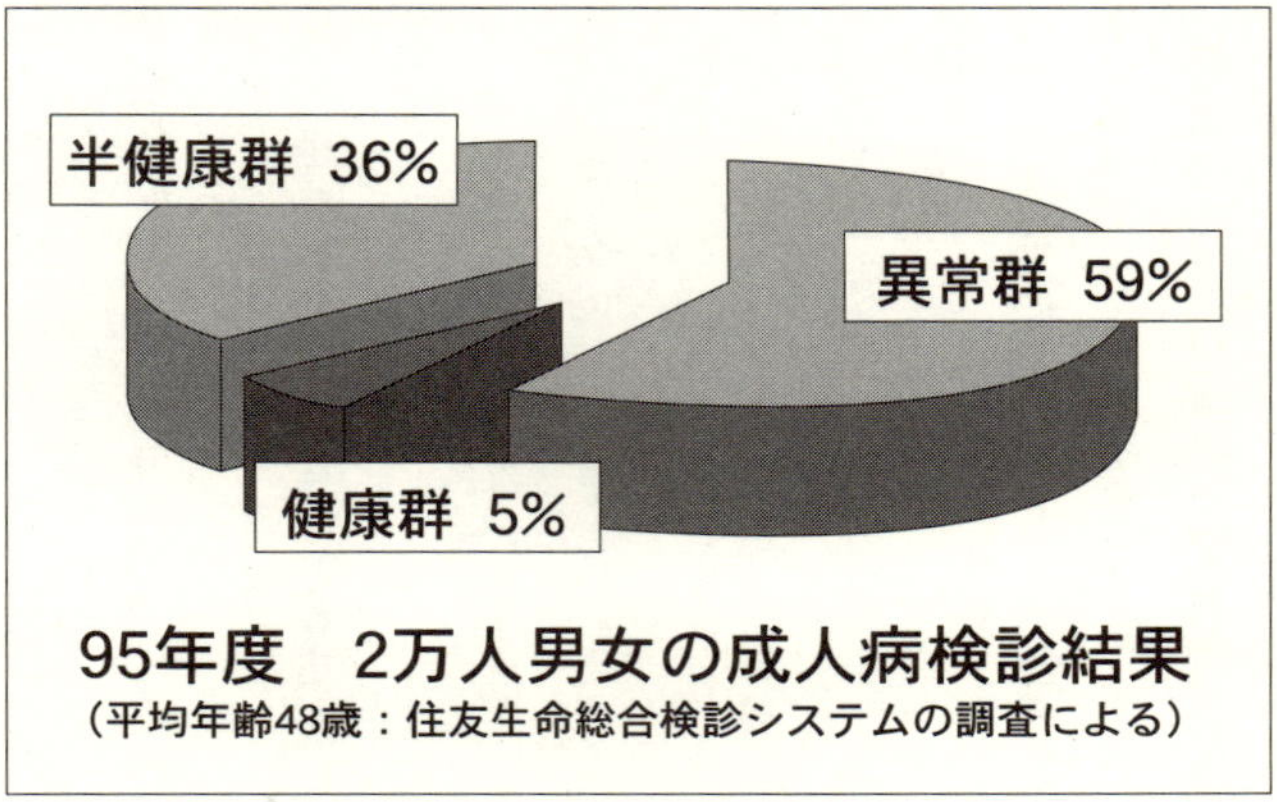

95年度　2万人男女の成人病検診結果
（平均年齢48歳：住友生命総合検診システムの調査による）

の「異常群」は十年前の同様な調査に比べると約二割増えている。「半健康群」は検査データの面では、例えば男のコレステロール値が「健康群」「半健康群」とも平均一九〇であるなど、あまり差がなかった。しかし、問診での生活習慣は「健康群」とは大きく違い、不健康な生活を送る人の少なくない「異常群」とほとんど差がなかった。「健康群」と「半健康群」の差が目立つのは、不規則な食事や喫煙、不眠、便秘が多いことなど。また、肩こりや全身のだるさ、目の疲れ、性欲減退などを訴える人も目立った。

○深刻な事態に驚き　家森幸男・京都大学大学院教授（病理学）の話

「成人病予備軍は非常に増えているが、これほど深刻な事態とは驚いた。ただ、検査値が基準から外れたからといって、直ちに異常と判定するのは疑問だ。すぐ薬というのではなく、生活習慣を改めて、健康を管理していこうという考え方には賛成したい。」

この調査で現代の成人男女がいかに病んでいるかがお分かりいただけたと思います。

☆昔「反抗期」今「切断期」

世紀末だからという訳でもないでしょうが、ともかく毎日、毎日とんでもない事件ばかりが、こうもやたらと続くものだと感心しています。

あきれかえるというよりも、それを通り越して背筋がゾーッとしてくる感じというのがいつわらざる気持ちです。とくにここ二～三年陰惨な事件が多いと思いませんか。

なかでも、現在もっとも世の中を騒がせているのは未成年者の犯罪です。それらの犯罪はますます凶暴化しており、残忍極まりないというのが今の少年犯罪の特徴です。

こういう子供達をとらえて、世間の大人達は「今の子供はすぐにキレル」と表現しています。確かに辛抱が足りないというのか、すぐにカーッときて感情を爆発させてしまう子供が増えました。

物事の思考が短絡的であり、刹那的です。注意されたり、自分の思ったとおり、事が運ばなかったりすると、前後の見境いなく暴力行為に走る。彼等に理由はない、気に食わないからやる。ただそれだけのことである。最近「一度、人を殺してみたかった」ということで、たまたま通りすがった家の主婦を殺害した一七才の少年がいました。なにか歯車が狂っています。

昔も親に反抗したり、世間にすねたりする子供はいました。少年が大人へと脱皮していくときは、人間が最も成長する時期であり、身体と精神が最もアンバランスになる時期です。ともすれば思考が追いつかずに感情が爆発してしまう。

だがそういう状態になっても昔の少年は、感情が沸騰点に達する前にセーブが働いていた気がします。人を殴るにしても手加減を心得ていたと思います。

この、人が誰しも通りすぎる時期（一三才〜一七才）をこれまで我々は「反抗期」と言っていました。

私はもうそんな生易しい表現で済ましておられない、通用しないと判断しました。

反抗期の場合は一過性のもので、そこを通りすぎれば、いずれは思考力も判断力も社会常識も身につき、自然に大人の仲間入りをしてきました。だが今は違います、キレたらそのままなのです。今までの常識では判断できない新人類が誕生しているような気がしてならないのです。

だから私はこの時期を「**切断期**」と名づけました。

残念ながら社会環境が変わらないかぎり、ますますこの傾向はひどくなっていくと思われます。ほっておくと、こういう子供達がどんどん成長するのです。なんだか空恐ろしい気がしてきます。

こういうキレル子供達が育った原因はどこにあるのだろうか。最近、その主原因は子供達を取り巻いている生活環境と密接な関係があることが判明してきました。

この二〇年で日本の社会を取り巻く環境は一変しました。ともかく凄い情報量が港を駆け巡っています。

子供達が早熟になるのも当たり前だと思います。

従って、脳味噌が大人になりきらない内に情報だけがバンバン詰め込まれますから、脳の方が悲鳴をあげている状態です。

そして精神と身体のバランスをくずしパニックをおこしているのです。

一方、今の子供達はとても孤独です。一人っ子が多く、兄弟がいてもせいぜい二人です。しかも、小さいときから自分の部屋を与えられています。自分専用のテレビ、パソコンを与えられ、一日中TVゲームに熱中しています。

我々の子供のころは外で遊ぶことのほうが多かった。必ずガキ大将がいて遊びながらもルールを自然に教わっていったし、殴り合いの喧嘩をしてもどのへんで止めるべきなのかをいつのまにか身体で理解するようになっていました。

今の子供はそういう機会がないままに少年期、青年期を迎えてしまっているのが現状です。

又、親は親で、有名校にさえ進学させれば子供の将来は安泰だと短絡的な考えで、学習塾に通わせる。しかも親が共稼ぎをしていたりすると、子供との会話がますます少なくなっています。

最近、補導された中学生や高校生たちの食生活を調べたところ、共通した傾向は朝食を抜きがちで、家族とは別に一人で食べることが多いことが分かりました。

家族の団欒、親子の会話とはほど遠いものとなっています。

食事までもが「孤食化」しているのです。

◎キレル子供の主原因は「食生活」にあります。

これほどまでに子供達がキレやすくなり、少年凶悪犯罪が頻発する要因は、実は子供達を取り巻く「食環境」と密接な関係があることが判明しました。今まで少年犯罪がおこるたびに、少年の育った家庭環境や学校教育、地域社会が取り沙汰されました。

しかし日常の「食生活」に関してはまったく注意がされていませんでしたが、最近少年犯罪と食との関係を危惧する有識者の声が日増しに高まってきています。またそれを裏付ける調査結果が数多く出はじめました。

文部省においても「子供達の心の健康問題が深刻に考えられ、その背景に朝食を摂らない子供達の増加、脂肪の過剰摂取、カルシウム不足等栄養の偏りが大きな原因ではないか」

と指摘しています。そして食生活の充実を指導するように、各都道府県教育委員会に通達しています。

米国のカリフォルニア州立大学が全米各地の少年院に収容されている八千人の少年に対して食事療法を試みました。

これまで摂っていた炭酸飲料や食品添加物の入ったスナック類をやめて、出来るかぎり砂糖、脂肪を減らして、ビタミン、ミネラルを多く含む食事内容に切り替えたところ、これまで絶えなかった少年院内での暴力沙汰、喧嘩等が大幅に減少しました。

またこれら少年院に収容されている少年の日常の食事を分析したところ、ビタミンB1、B2、B6、ナイアシン、葉酸、カルシウム、マグネシウム、亜鉛が圧倒的に不足していることが判明しました。

そしてこれらの不足している栄養素を摂らせたところ、性格も穏やかになり、それまで日常茶飯事だった喧嘩等のトラブルも減ったという結果がでたということです。

日本においても幾人かの大学教授がこれまでに同じような調査分析結果を発表しています。

以上のことから、脂肪、糖質を減らし、食品添加物の入った食品を避け、不足しがちなビタミン、ミネラルの摂取を心掛けることにより、少年達の凶暴性は抑えられるのではないでしょうか。

◎どういった食生活がキレル子供をつくっているのか。

少年達の食事と犯罪の関係を長年研究している岩手大学名誉教授・大沢博氏は次のように注意すべき点をあげています。

①ビタミン群が欠乏している

「神経のビタミン」といわれるぐらい神経が活動するにあたって欠かせないのがビタミンB群です。糖質を分解しエネルギーをつくりだすときに重要な働きをします。なかでも「ビタミンB_1」が欠乏すると糖質が分解できず、乳酸などの疲労物質がたまって疲れやすくなります。その結果イライラしたり怒りっぽくなったりします。協調性や道徳性を低下させるので「道徳ビタミン」ともいわれています。

その他に脳神経の働きを助ける「ナイアシン」、自律神経伝達物質をつくる「パントテン酸」、免疫機能を正常に維持するうえで必須の栄養素であり、不足すると神経過敏になる「ビタミンB_6」、造血に働く「ビタミン12」「葉酸」等があげられます。

②亜鉛、カルシウム等の必須ミネラルも欠乏している

体の中のカルシウムの九九％は骨と歯の中にあり、残りの一％が神経に決定的な影響を及ぼします。

カルシウムが欠乏すると、怒りっぽくなったり、たえずイライラし、不眠、記憶障害をおこします。カルシウム欠乏症のネズミが他のネズミを襲いかみ殺すということが薬学者の観察実験によって確認されています。

マグネシウムも「自然の安定剤」といわれるほど神経にとって大事なミネラルです。不足すると、イライラしやすくなり、うつ状態や集中力が低下します。また凶暴性を引きおこす場合があります。

今、亜鉛不足が少年少女達の悩みをキレル状態に最も追い込んでいる元凶ではないかといわれています。

実際、亜鉛は脳の正常な活動に不可欠なミネラルであり、脳がキレるのを抑える重要な役割をはたしているのです。

米国イリノイ州にある健康研究所のウイリアム・ワルシュ博士が米国の刑務所の囚人たちに行なった調査から次のような事が判明しました。

暴力事件をおこした囚人とそうでない囚人との血液検査を実施したところ、暴力事件を

おこした囚人はそうでない囚人に比べて亜鉛の濃度が低く、反対に銅の濃度が高かった。そして、暴力行為の囚人に食事や投薬によって亜鉛不足を解消したところ暴力的性格がかなり穏やかになりました。

③低血糖症の子供が増えている

穀物などに含まれている糖質は多糖類で、この糖分は血液中にゆっくりと浸透していくので血糖値が急速に上がるようなことはありません。したがって脳に十分な栄養を供給することができるのです。

しかし、現在子供たちが好んで食べたり、飲んだりするスナック菓子や清涼飲料水は単糖類の糖質で分解吸収が速く、ジャンクフードばかりを大量に摂ると、血液中のぶどう糖が急激に増え、血糖値が上昇します。すると、この高すぎる血糖値を急いで下げようと、膵臓からインシュリンが大量に分泌され、血糖値は急激に下がります。

このように、急激に血糖値が低下すると下がったまま上がらなくなり「低血糖症」になります。

この状態になると脳細胞にエネルギーとして使っているブドウ糖が十分に供給されなくなり、このためイライラや頭痛、ときによっては暴力的になります。

逆に血糖値を上げようとして攻撃ホルモンといわれているアドレナリンが分泌され、ますますキレやすくなり攻撃的になります。

こうなると、体はすぐに吸収できる糖分を要求し甘いお菓子や清涼飲料水を過剰摂取することになります。結果、悪循環を繰り返すことになり、脳の機能はどんどん低下していくことになるのです。

このことが、今の子供たちのいじめにつながっていると十分に考えられるのです。

④食品添加物が怖い

ジャンクフードの食べすぎにより、糖尿病の若年化現象をおこしていることをご存知でしょうか。これは小学校三、四年生ぐらいまでにジャンクフードを食べすぎることによって、子供のときから、インシュリンが出なくなる非インシュリン依存型の糖尿病（糖尿病全体の五%）になっているケースです。

このことによって、脳に十分な栄養が摂れていないということです。

ジャンクフードというのは、チョコレート、クッキー、ケーキ、スナック菓子、インスタント食品などの脂肪、糖分が多くビタミン、ミネラルが少ない食品のことを総称して使われています。

これら食品にはたくさんの食品添加物が使用されています。中でも多く含まれているのが、リン塩酸などの保存剤です。

りん酸塩は多量に摂取すると、胃、腎臓、大動脈などに石灰沈着がおこり、骨中のカルシウムが溶け出して骨が弱くなります。そればかりか、亜鉛を体外に排出してしまいます。亜鉛は脳がキレルのを抑える重要なミネラルです。亜鉛不足が慢性化することにより、絶えずイライラし、すぐにカーッとくる、凶暴な性格になるのです。

多くのジャンク食品、加工食品に着色料が使われていることは、既によく知られています。なかでも、タール系色素の弊害は無視できません。

タール系色素は赤色三号や、黄色四号、黄色五号等で発ガン性物質として問題になっています。しかも、それだけではなく神経細胞に影響を及ぼし異常をきたします。神経細胞に障害がおこると、当然のことながら思考や情緒のコントロールが出来なくなってきます。

以上、現代の子供達がキレル要因を挙げてきました。まだまだ他にもあるでしょうが、少なくともこれらの原因だけでも改善することができれば、子供達がキレかかっても、その寸前で少しは考え、自分自身をセーブできるのではないでしょうか。

「切断期」なんて呼称をつけましたが、できれば早くこんな呼び方は替えたいというのが本音です。

この環境を今後、五年、十年野放し状態にしておけば、日本の若者はもっと、もっと荒廃していくのは自明の理だと判断します。

第二章　急増する生活習慣病

☆日本人の三大死亡原因

日本人の死亡原因の移り変わりを見てみると、一九五二年（昭和二七年）から続いた「脳血管疾患」に代わって、一九八一年（昭和五六年）から「癌」がわが国の死亡原因第一位になり現在も続いています。その後一九八三年（昭和五八年）には「脳血管疾患」は第三位になり、代わって「心疾患」が第二位になりました。

この三大成人病といわれる癌、心臓病、脳卒中の総死亡に対する割合は、一九六〇年が四四、二％、一九七〇年が五四、八％、一九八〇年が六一、九％と増加してきましたが、一九九六年には六一、五％とやや下がりました。そしてここ数年はほとんど変化していないといえます。

個別に見ると、二〇〇〇年時点で癌が三〇、一四％で国民の四人に一人、心臓病が一四、九六％で国民の五人に一人、脳卒中が一三、三四％で国民の六人に一人が亡くなっているということです。ということは、五人いると三人が成人病で亡くなっているということなのです。

※二〇〇〇年死亡数は全体で九六一、〇〇〇人。

癌＝二九六、〇〇〇人　心疾患＝四七、〇〇〇人　脳血管疾患＝三一、〇〇〇人と推計される。

三十～七十歳では、癌が死因のトップを占めていますが、八十歳を過ぎると脳卒中、心臓病が多くなります。また四十～六十五歳の壮年期から熟年期にかけては、社会においても家庭においても大黒柱としてもっとも大切な時期であり、この時期に大病をしたり、死亡すると周りに対する影響は非常に大きいのです。実際、四十～六十五歳の人の死亡の中で、癌が四二、五％、心臓病が一三、〇％、脳卒中が一〇、一％となり、特に癌による死亡率が圧倒的に高いといえます。

「癌」がどうしてできるのかは、現代医学ではほぼ解明されました、あるいは解明されつつあるといっても過言ではないと、私は最近特に思うようになりました。というのも、のちほど詳しく述べますが、あらゆる病気の根源が「活性酸素」であるということが解明されたからなのです。

人間の身体は六〇兆個の細胞で形成されています。皮膚も髪の毛も手足も、そして心臓、肝臓などの臓器も血管もすべて細胞が集まって出来ているのです。したがって人が健康であるということはこの細胞一つ一つが元気で健康であるということなのです。

さて、癌細胞の数がどのくらいの数になると、お医者さんは癌と判断できるのでしょうか。癌細胞は百万個出来てもわずか一ミリグラムだそうです。だからこの時期ではとても

◆主要死因別にみた死亡率の年次維移

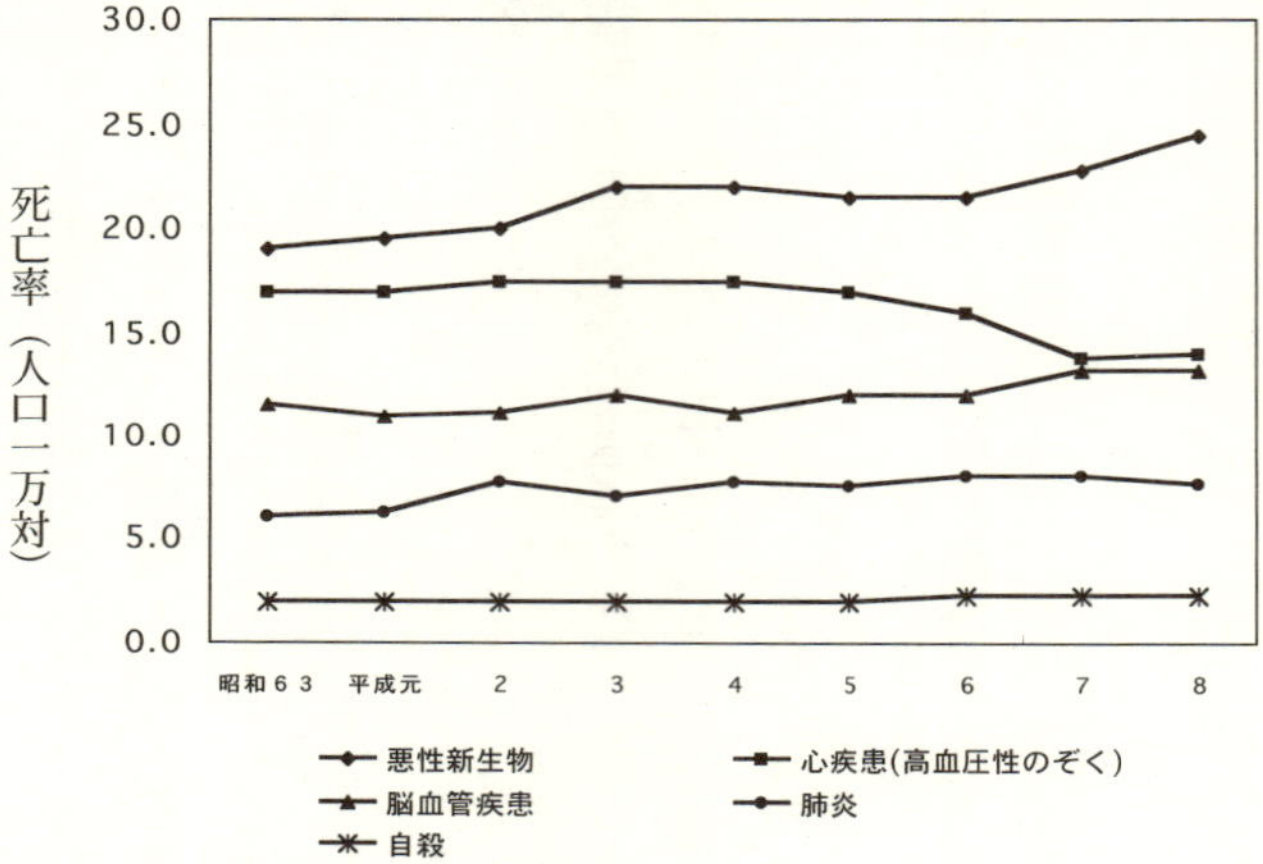

資料：厚生省「人口動態統計」
注）平成9.10.年は、1位 悪性新生物、2位 心疾患、3位 脳血管疾患

急増する生活習慣病

日本人の三大死因の割合（厚生省資料）

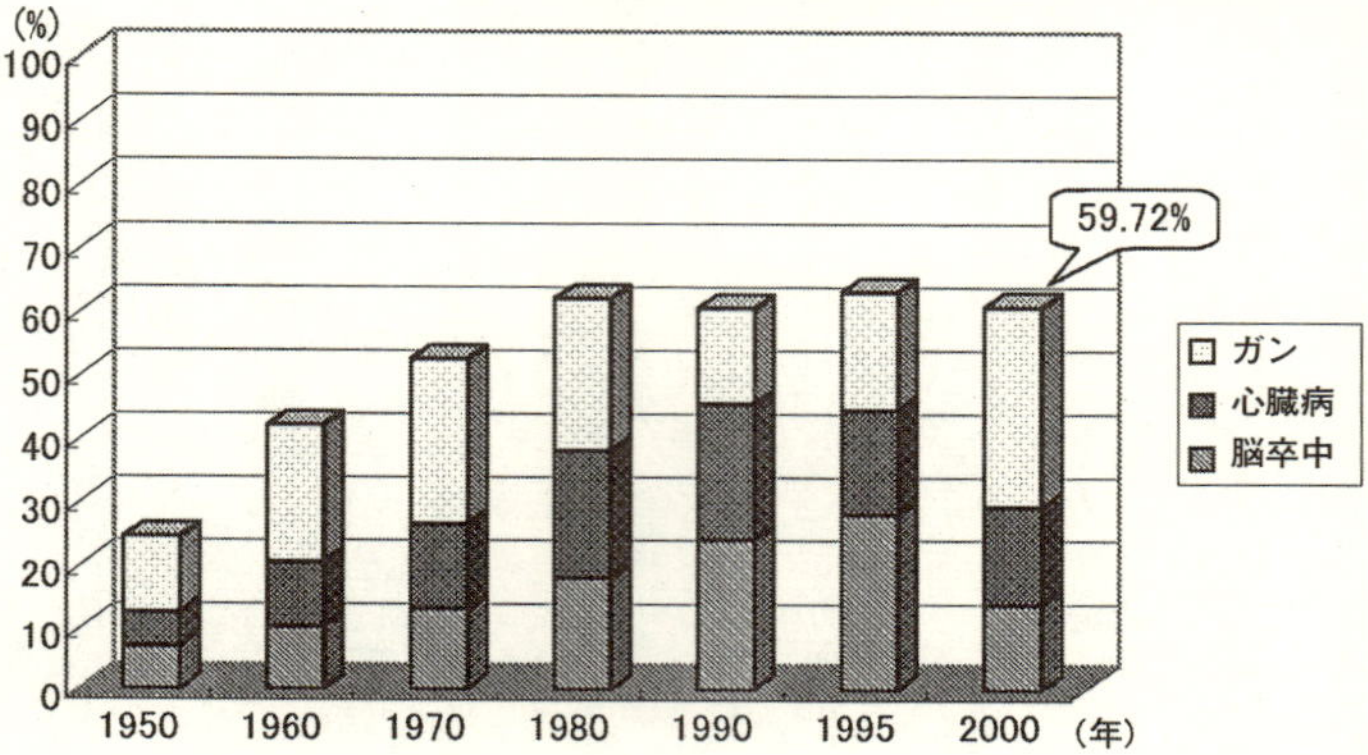

診断・治療ができるわけがないのです。もっとも、仮にこの時期にわかれば癌細胞を正常な細胞に戻すことは可能なのです。人がなんとなく身体の調子が悪く体調の異変に気づくころには、癌細胞は十億個以上になっているのです。私達が気づいた頃は時すでに遅しです。癌だけではありません。心臓病、脳卒中も同じことがいえます。読者の皆さんも、おそらく今まで一度や二度はお聞きになったことがおありだと思いますが、例えば、一週間前まで元気だった人が突然倒れて亡くなってしまった。本人がまったく自覚していない、気がついていない間に実は病気が進行していたのです。気がついた時はもう後の祭りなのです。

このように癌や心筋梗塞、脳卒中は、ある日突然私達に襲いかかってくるのです。ですから、これら三大成人病のことを別名**「サイレント・キラー」**といいます。すなわち、〝沈黙の殺し屋〟なのです。

☆マクガバン・レポート（米国の若者を襲った突然死）

一九七〇年代にアメリカでは「突然死」が社会問題に発展しました。健康な若者が突然死する事例が相次いだからです。アメリカは国民一人当たりの医療費が世界のトップでありながら招いたこの事態を重視して、時のフォード大統領は直轄の諮問機関として一九七五年、米国上院議員のジョージ・マクガバン氏を委員長とする「栄養問題特別委員会」を設置しました。

そして、医学博士と生化学者、栄養学者、薬学者、植物学者等三千名をこえるあらゆる分野の科学者から集めた証言と多くの資料、さらに米国の過去百五十年の臨床データをはじめとして、世界中の医療データや栄養学的データを網羅してまとめました。詳細な報告書作成には二年間を要し、五千ページからなる膨大なレポートとなりました。

その結論はたった一行でした。〝**現代病は食源病**〟である。

若者が突然死で亡くなるのは、日頃の食生活に問題があるということだったのです。そういえば、なんとなく我々日本人には判るような気がしませんか。読者の中にもアメリカへ旅行された方は大勢おられると思いますが、そんな時アメリカ人の旺盛な食欲と、一度に食べる食事の量の多さに驚かされた経験をお持ちだと思います。

例えば、ステーキですが、日本人が食べる量は二〇〇g〜二五〇gぐらいです。ところがアメリカ人の大半はこの倍、五〇〇gぐらいをペロリと平らげています。そしてポテトフライが大好きです。しかもサラダはほとんど摂らないときています。食後は甘い、甘いケーキをたっぷりと食べます。飲み物といえばこれまた糖分たっぷりでカロリーだけは高いコーラや炭酸飲料です。合成添加物が何種類も入ったハンバーガーなどの加工食品。特にハンバーガーには、質の悪い、酸化されやすい肉が使われているものが多いのです。

この結果、カロリーの摂りすぎで「肥満者」が急増しました。しかも偏った栄養の摂り方で、ビタミン、ミネラル不足が目立ったのです。

この結果アメリカで若死にした人たちの原因は「**現代版の栄養失調**」であったということが判明したわけです。

アメリカ人は動物性脂肪や砂糖の摂取量は世界でもトップクラスであり、その逆に食物繊維に関しては世界でもっとも少ししか摂っていないのです。

成人病の多くがこの劣悪な食事が原因でおこること、そして毎日食べている食事の内容が悪ければ悪いだけ、成人病のリスクが高まることが今回のレポートではっきりと示されたのです。

そして、アメリカ人の死亡原因のベストテンの中の半分が、食事と密接にかかわっていると報告されました。死亡原因一位の心疾患、二位の癌、三位の脳卒中、そして糖尿病、動脈硬化症とこの五つがそうです。

このレポートはアメリカ人にとっては大変ショッキングな内容でしたが、これで、これまでの疑問が一気に氷解されたのです。今まで、医療費を世界でもっとも多く使いながら国民がけっして健康にはならなかった理由がです。

この結果、アメリカでおこったことは、ファーストフードのチェーン店がこぞってサラダをメニューの中に取り入れたことです。中にはランチ・メニューにサラダ、果物を食べ放題にして売上げを一挙に倍増した店も出てきたそうです。

一般のレストランにおいても同じような現象がおこりました。料理は出来る限り低脂肪のものを提供する店が増えました。そしてサラダにかけるドレッシングに気をつかい客の好みで選べるようにしたり、炒め物の油に関しては酸化しにくいオリーブ油やキャノーラ油を使用する店が圧倒的に増えました。

また国民自身の栄養に対する意識も大きく変わりました。日本の厚生省にあたる食品医薬品局が二年ごとにおこなっている栄養調査（八四〜八六年）において、「食事の内容を変えた人」が六割を超えました。また米国の消費統計においても、牛肉、卵、バター、食塩などの消費量が減り、生野菜や食物繊維の多い穀類の売上が増加しました。この傾向は近年さらに加速し増加を続けています。

このレポートの発表でもう一つ米国内で起こったのがビタミン・ブームです。今、米国のどこの家庭においても、二〜三のビタミン剤が食卓に載っているという光景は常識になっています。そして今日、米国で大ブームを巻きおこしているサプリメントすなわち「栄養補助食品（ダイエタリー・サプリメント）」を扱う専門店の急増につながっていきました。

☆何故、厚生省は「成人病から生活習慣病」へ名称変更したのか

「成人病」とは、がん、心臓病、脳卒中などが四十歳前後から急増し、死亡率が高くなり、そして全死亡原因のなかで上位を占め、さらに四十歳から六〇歳にかけての働き盛りの人に多い病気をさして厚生省が昭和三十年代初頭からつかいはじめました。

この約四十年間にわたって使われてきた「成人病」という言葉が無くなって別の言葉になったのを御存知でしょうか。厚生省が一九九六年に名称変更を発表しました。

新しい呼称は「生活習慣病」といいます。

何故「生活習慣病」と変更されたのか、答えは一目瞭然です。すなわちこれまで成人病といわれた糖尿病、高血圧、動脈硬化、肥満等がなにも四十歳以上の人達の特許ではなくなったということです。若者どころか小学校の低学年にまで「このような状態を続けているると、やがては必ず成人病になるだろう」という現象がおこっているのです。それどころ

かすでに成人病になってしまった若者が大勢出てきたということです。

そのことを裏付ける調査やデーターが次々に医師や国の調査で発表されました。

◎五歳児の二五％が成人病予備軍（群馬県立小児医療センター調査）

これは群馬県立小児医療センターの篠原真医師らが調査結果をまとめ「小児循環器学会」で発表したもので、五歳児の四人に一人は肥満や高血圧の兆候があり、将来成人病になりやすい「成人病ハイリスク児」が、就学前の幼児にまで低年齢化しているということです。篠原医師は食事や生活習慣病の変化が原因と分析し「従来、ハイリスク児は、小・中学生にみられたが、今後は幼児期からの予防が必要」と警告しています。この調査は篠原医師等が一九九〇年から六年間、前橋市など四市町村の五歳児一、〇一〇人（男児五一三人、女児四九七人）を対象に、親の了解を得て、体重・血圧・血液検査などの小児成人病検診を実施しました。成人病のハイリスク六項目のうち、肥満（標準の二〇％以上）は八十二人、五歳児としては高血圧に当たる最高血圧一一〇以上が四三人で、動脈硬化傾向は五二人、五十五人が血中のコレステロール濃度が高かったのです。

ハイリスク児の合計は二四九人で、全体の約二五％、四人に一人が成人病の兆候を示しました。中には複数の項目に当てはまる子供もいました。

篠原医師はこの傾向はおそらく全国的にいえるのではないかと推測しています。

今後は「親が栄養のバランスやカロリー過多にもっと注意を払い、運動不足にならないよう子供を十分遊ばせるべきだ」とはなしています。（一九九六年　朝日新聞掲載記事より）

◎小中学生に成人型糖尿病が増加

厚生省が都内の小・中学生を対象に七四年～八十年と八一年～九十年の二回にわたって行った成人型糖尿病の調査で二回目の患者は一回目の一、六倍になりました。子供の肥満が増えたのと、学校検尿によって病気が発見されるようになりました。

もともと子供の糖尿病は「インシュリン依存型糖尿病」が一般的なのですが、このように肥満によっておきる糖尿病は成人型糖尿病が多いのです。そして、これらの大部分の子供はインスリン投与を必要としますが、しだいに血糖値が下がってきて、後は食事療法と運動療法で充分治療が出来るとのことです。いずれにしても見つかったら早く的確な治療を行なうべきです。（厚生省）

◎太りすぎ男性が急増（一九九八年「国民栄養調査」厚生省）

厚生省が一九九八年十一月に実施した「国民栄養調査」で、日本人の若い男性の太りすぎが急増しているということです。特に三十代までの若い男性の肥満の割合が過去二十年間で急増しました。その反面女性では十~二十代を中心にやせ気味の傾向が目立つことが分かりました。この調査は全国五千世帯、十五歳以上の一万五千人を対象に実施されました。

現在、肥満度を判定するときは体重（kg）を身長（m）の二乗で割ったBMI（Ｂｏｄｙ Ｍａｓｓ Ｉｎｄｅｘ）と呼ばれる国際的肥満評価法によって行なわれ、数値が二五以上を「肥満」、十八、五未満を「痩せ」と分類しました。

年代別に肥満男性が占める割合をみますと、三十~六十代で約三割。十九年前の七九年度調査と比べると、十代後半、二十代、三十代でいずれも倍増し、四十代以上でも三割以上の伸びを示しました。

一方女性の肥満は六十~七十代でやや増えましたが、全体的には横ばいで、むしろ、若い世代で「痩せ」の増加が目立ち、十代後半と、二十代では二割を超えました。自分の体形に対する認識では、男女とも「太っている」と思う人が、七九年から増加しました。女性は十代と四十~六十代で、男性は三十~四十代が二人に一人の割合でした。

女性は必要以上に「太っている」と思い込みがちで、二十代では、実際は「普通」なのに半数以上が自分を「太っている」と答えました。

男性は女性に比べて体重への意識が薄く、肥満の男性でも約四割は自分の体重に無関心でした。

「いつになったら体重や食事のコントロールを心掛けるか」との質問には、二十～四十代は八割以上が「すぐには心掛けない」と回答した。

一方、これまでの調査では、肥満の割合の数字だけを公表していたが、今回初めて「肥満人口」の推計値を公表しました。「肥満」とされた人は、男性千三百万人、女性一千万人総計二千三百万人に上りました。（二〇〇〇年二月二六日　日経新聞記事より）

◎現在、突然死は日本人の死亡の一割を占めているといわれています。

働き盛りの壮年がゴルフ場で急死したり、企業の若手役員が会議中に突然倒れて亡くなるなどということが、頻繁におこっています。

厚生省が一九九三年に、東京都内で突然死した一万六五人について亡くなる直前の健康状態を詳細に調査し、その分析結果が発表されました。その結果で驚いたことに、亡くなった人のほとんどが健康だと信じていたということです。病気の自覚がなく勿論医者にもかかっていなかったため、「健康群」として扱われていました。このグループにおける死亡者数は突然死全体の十八％を占め、約五人に一人となります。しかも、三十～五十代の働き盛りに限定すると「健康群」の突然死は「異常群」の二倍にものぼっていました。

以上代表的な調査データを掲載しましたが、これから推察しても何故、「成人病」が「生活習慣病」に代わったか充分に理解していただけたと思います。

☆『生活習慣病』その原因とは

何故、若い世代にまで癌、心臓病、脳卒中、糖尿病、高血圧、が増加したのか。肥満者が急増した原因を探っていくと、どうやら我々の日常の生活習慣からきていることが判明しました。

成人病の多くが食生活、日頃の運動不足、喫煙、飲酒、環境汚染、ストレス等の生活習慣が原因となって発症することが分かってきたのです。

その背景には、食事の高カロリー化と食生活の欧米化があげられ、このことが成人病の低年齢化につながったといえます。それが、小児肥満であり、若年高脂血症患者、糖尿病とその予備軍増加という現象となりました。

従って、生活習慣病（成人病）を予防し、それを克服するには、いままでの生活習慣を

生活習慣病の原因—その①

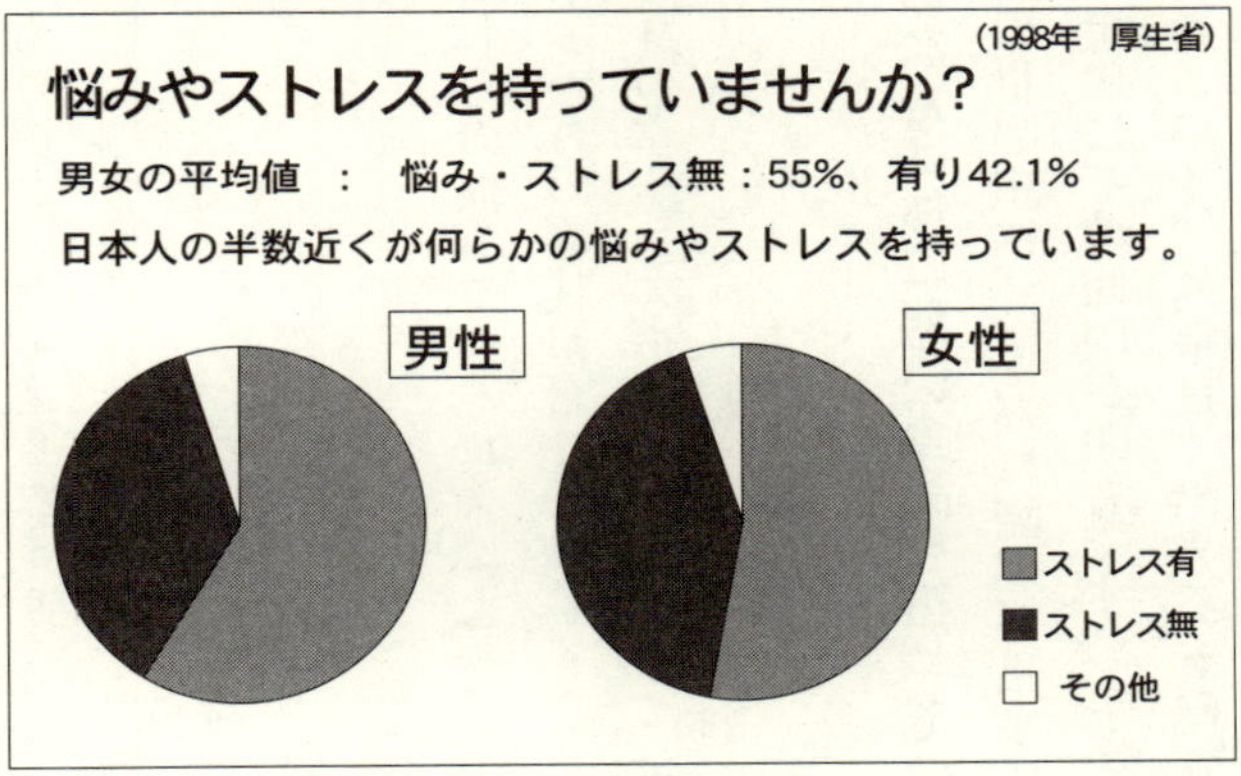
(1998年　厚生省)
悩みやストレスを持っていませんか？
男女の平均値　：　悩み・ストレス無：55%、有り42.1%
日本人の半数近くが何らかの悩みやストレスを持っています。
男性
女性
ストレス有
ストレス無
その他

全面的に改めていく心構えが必要です。そしていかにして「活性酸素の害」から身体を守るかということが重要なポイントとなってくるのです。

※活性酸素に関しては次章にて詳しく述べます。

それではこの生活習慣病が増加するという要因はいったいなにか、私達を取り巻く生活環境を探ってみましょう。より詳細には次章に述べますので、ここではそのポイントを三つ挙げておきます。

◎あなたは悩みやストレスを持っていませんか？

一九九八年に厚生省はストレスに関しての調査を実施しました。成人男女に「あなたは悩みやストレスを持っていませんか」という質問に対して無いと答えた人が五五%、有ると答えた人が四二、一%でした。これでわかるように半数近くの人が何らかの悩みやストレスを抱えて生活しているのが現代社会です。実際、日本の現状ではまったくストレスを受けずに日常を過ごすことは、まずあり得ないと考えられます。

会社の倒産やリストラにあって失業したり、たとえ会社に生き残れてもバブル崩壊後は年々給料は減る一方で、将来に対する経済的不安感で一杯です。家庭における配偶者とのトラブル、子供の教育問題、騒音、悪臭等の環境からくるストレスを挙げていけばきりがありません。

これらの悩みやストレスによって、我々は肩が凝ったり、胃が痛くなったり、食欲がなくなったりの症状がおこります。このようにストレスは身体の内外に刺激を与え、一時的に心身のバランスがゆがんだ状態になり、このことによって様々な病気の原因となるのです。

◎あなたは体に悪い食品を摂っていませんか？

今の世の中は、「手軽に調理が出来て、簡単に食べられる食品」が求められいます。特に若い世代にその傾向が顕著です。またメーカ側も、利益を優先するばかりに、「出来るかぎり安く、早く、効率良く出来るもの」を追求する結果、大量の食品添加物や合成保存料が入った加工食品、ファーストフードなどを製造することになるのです。

詳細は別の章で述べるとして、ここでは「ハンバーガー」を例に見てみましょう。

一九九〇年四月に全米の主要各紙に掲載された広告紙面が米国民を驚かせ、話題になりました。これは、「全米心臓病救助協会」という市民団体が掲載したもので、今や世界No一である某ハンバーガー・メーカーの主力製品を名指し、この製品には心臓によくない飽和脂肪酸が二五g含まれており、牛肉の二一、五%が脂肪で、しかも「フレンチ・フライ」には質の悪い牛脂を使っていると述べました。

動物性脂肪の摂りすぎが動脈硬化、心臓病、脳卒中、大腸癌などの原因につながることは今や常識です。特にファーストフードで使われている牛肉の中には、かなり質の悪いものがあり、ビタミンB_1を破壊してしまいます。その結果ビタミンB_1欠乏症をきたし、神経系が損なわれ、精神的に不安定になりイライラしたり怒りっぽくなります。

またフライドポテトに含まれている油は酸化しやすいリノール酸系のものが多く使われており、時間の経過と共に有害な油になってしまいます。日本においては、フライドポテトに使われるジャガイモは輸入ものがほとんどです。輸入もののジャガイモは、長期保存のため発ガン性があるといわれるＩＰＣ（クロルプロファム）を含んだ長期保存剤が使用されています。
▼今米国で生命保険に加入するときのチェック項目にこういう質問があるそうです。

「あなたはハンバーグをよく食べますか？」
「一週間にどれぐらい食べますか？」
「一ヶ月にどのくらい食べますか？」

この回答によって保険料が違ってくるそうです。ウソみたいな本当の話なのです。

昨年「買ってはいけない」という本がベストセラーになりました。この中には多くのメーカーの製品が実名で問題ありと、指摘されました。それぞれに有害物質が数多く含まれており消費者の健康を脅かす欠陥商品だと決めつけています。

仮にこの本に書かれたことが事実に反するなら大問題です。私がメーカーなら当然名誉毀損で裁判にかけるでしょう。が、いまだにこの出版社が訴えられたという話しは聞きません。

◎あなたを取り巻く生活環境は悪化しています。

これまでに「水俣病」「川崎公害」「四日市公害」など大変な社会問題を巻きおこしたこれらの公害に関しては、決して私達の記憶から消すことはできません。戦後日本が工業化社会として発展すればするほど、自然が破壊され生活環境は劣悪の一途を辿ってきました。

その結果が多くの人々の健康を害し新たな病気をつくってしまったのです。

しかも現代に至っても環境は、とどまるどころかますます悪化するばかりです。自動車や工場から排出される大量の汚染物質、これらが上空で酸性雨となって降ってきて森林を破壊しています。フロンガスによるオゾン層の破壊により大量の紫外線が地上に降り注ぎ、人体に大変な影響をもたらしています。皮膚癌増加の懸念だけではなく、地球上のすべての生物の生存が脅かされているのです。

地下水も然りです。農薬や工場廃液、生活排水が河川や地中に入り込み水質悪化に拍車をかけています。これによって水道水も大量の塩素を使って処理を行なっています。

このように要因を挙げているときりがありません。我々を取り巻く生活環境は地球全体を破壊する相当深刻な問題です。地球汚染をいかにくい止めるか、地球破壊をどうすれば阻止できるのか、それこそ世界中の国々が一つになって考える時期がきているのです。もうすでに遅いかもしれません、いえ、まだ間に合うはずです。そう願いたいです。

第三章　生活習慣病その元凶は活性酸素

☆病気の九〇%は活性酸素が原因であるって本当？

「活性酸素」に関しては、最近テレビや新聞、雑誌等で頻繁に取り上げられているので多くの人がすでにご存知だと思います。

私が初めて「活性酸素」の存在を知ったのは、もう十年以上前になります。丹羽靭負博士を友人から紹介され、そのとき初めて丹羽先生に教わり、先生のセミナーを受講して詳細を知りました。丹羽先生はアトピー治療で多大な実績を上げられている方であり「活性酸素と抗酸化酵素」に関する研究においては日本の医学界における第一人者だといわれている人です。

活性酸素に関しては今から五十年前に米国の生化学者フリードビッヒ博士によって解明されけ、その後世界各国で研究が行なわれてきました。その結果、人が罹るあらゆる病気に活性酸素が関与していることが明白になりました。今や病気の九十%は活性酸素が原因だと言う事が判明したのです。それでは残りの十%はなにかといいますと、風邪やエイズ、また最近増えてきている結核などの菌が体内に入っておこる病気、すなわち感染症です。

人は呼吸をすることによって空気中から酸素を取り入れています。そして細胞はその酸素を使って栄養分を分解し、生きていくためのエネルギーを作り出しているのです。ところが、この過程で吸った酸素の二～三%が体内で電子の欠けた悪い酸素になります。

これが「活性酸素（フリーラジカル）」といわれている酸素なのです。

活性酸素はイメージとしてはなにか生き生きした元気のよい酸素と思われるでしょう。ところが大変攻撃的な性格の激しい酸素なのです。そして正常な酸素から電子を奪い取ります。するとこの奪い取られた酸素もまた活性酸素になってしまい、他の正常な酸素を攻撃し電子を奪い取りにいくのです。こうしてどんどん連鎖反応をおこして活性酸素が一気に増えていくのです。

私達の体は約六十兆個の細胞でできています。髪の毛も皮膚も血管もそしてあらゆる臓器が一つ一つの細胞から成り立っているのです。ですから健康であるということは、この細胞の一つ一つが元気であるということです。

活性酸素はこの細胞に攻撃をしかけ、細胞を酸化させてしまいます。この細胞が酸化されることによって、老化や癌、動脈硬化などの生活習慣病が引き起こされるのです。

あらゆる臓器が細胞の集合によって構成されているのですから、もしも仮に皮膚の細胞が酸化されたとすると皮膚の病気になるということです。同じことが目、胃、腎臓、脳等におこれば各々の病気になるということです。

酸化されるということがどういうことかといえば、例えば、りんごを半分に切ってしばらく放っておくと、切り口が赤茶色に変色します。また鉄クギは半年、一年するとしだいに赤く錆びついてきます。こういう状態が我々の体内でおこっているということです。

ところで、人が老いることを老化していくと一般的には捉えられていますが、年を一年一年積み重ねることが果たして老いるということでしょうか。

そうではなくてじつは血管が老化することなのです。この血管が老化していくことに活性酸素が深く関わっているのです。活性酸素によって血管が酸化され硬くなり、脆くなる。しかも、活性酸素によって酸化されたコレステロールや中性脂肪がたまって血管を狭くしてしまうのです。

そこに血栓（血の塊）が詰まれば一巻の終わりです。心臓の動脈が詰まれば狭心症や心筋梗塞を引き起こします。また、脳で動脈が詰まれば脳梗塞であり、血管が破れれば脳溢血です。

このような血管が老化するという現象は中高年に多く見うけられましたが、昨今は、若い世代でも活性酸素を体の中にたくさん作るような生活が習慣化されて、速くから血管が老化しているのです。従って二十代、三十代ですでに四十代、五十代の血管になっている若者が非常に増加しているのです。まさに老化がこの世代から始まっているのです。

このことから現在、日本は長寿社会かもしれませんが、これから先十年もすれば日本の

病気の90％は活性酸素が原因

主な病気

ガン	糖尿病	脳出血	脳梗塞
脳血栓	くも膜下出血	心筋梗塞	老化
潰瘍（胃、十二指、皮膚）		動脈硬化	肺気腫
花粉症	肩こり	アレルギー	アトピー性皮膚炎
小児ぜんそく	子宮筋腫	生理不順	シミ、ソバカス
便秘	筋肉痛	痛風	インポテンツ
白内障	未熟児網膜症	てんかん発作	かぶれ
虚血再潅流障害	虚血性脳損傷	虚血性心疾患	虚血性腸炎
血管透過性こう進	外傷性脳浮腫	脳血管性痴呆症	アルツハイマー痴呆症
胃粘膜障害	ストレス性胃腸障害	胃臓炎	急性すい炎
骨粗しょう症	膠原病（リウマチ）	脂肪肝	肺硬化症
自己免疫疾患	自律神経失調症	溶血性疾患	貧血
肝臓炎（細菌性を除く）	呼吸器疾患（気管支炎）	成人呼吸窮迫症候群（呼吸不全）	
不妊症	口内炎	川崎病	パーキンソン病
DIC（血管内凝固症候群）		クローン病（慢性の腸疾患）	
ベーチェット病	ルーゲリック病（筋萎縮性側索硬化症）		男性不妊症
一般の炎症、熱病、凍傷		放射線障害	化学物質障害

平均寿命は六十代、いや五十代に下がっているかもしれないと予測されるのです。

☆活性酸素はどういうしくみで発生するか

さて、いったい活性酸素とはどういうしくみで発生するのでしょうか。

これを説明するためには、どうしても化学構造式を持ち出さねばなりません。少し学生に戻って化学の授業で習ったことを思いだしてみましょう。

酸素分子（O_2）は、酸素原子である（O）が二個結びついて一個の酸素分子を形成しています。

この一個の酸素原子（O）は、その中心に一個の原子核があって、その周りを八個の電子が回っています。酸素原子の場合は図のように電子の軌道が二つあり、この八個の電子は内側の軌道に二個、外側の軌道に六個が回っているという構造になっています。

普通、電子は二個がペアになって存在しており、それが最も安定的な形だとされています。ところが、酸素原子の外側の軌道を回る六個の電子のうちの二個の電子だけは、ペアになる相手を持っていないのです。そこで同じようにペアとなる相手を探している他の酸素原子の外側の二個の電子とくっついて二つの酸素原子が結びつき酸素分子（O_2）となって安定するのです。

ところが、なにかのはずみで、くっつくことができない、ペアの組めない電子（不対電子という）ができるのです。そして、この欠けた電子を持った酸素分子は非常に不安定な状態といえます。そこでなんとかペアの相手を見つけて安定しようとします。そのために、他の物質の分子から電子を掠奪しようと襲いかかります……。

これが活性酸素です。つまり普通の酸素がなにかのはずみで、ペアとなる電子を欠き、掠奪者となった酸素が活性酸素なのです。この掠奪者のことを〝フリーラジカル〟といいます。

一方、掠奪された側も活性酸素となって他の分子を襲って電子を掠奪します。するとまた掠奪された分子が他の分子から電子を奪い取ります。こうして次から次へと連鎖反応をおこしていくのです。

この電子が奪われることを〝酸化〟と呼び、逆に電子を奪って安定することを〝還元〟と呼んでいます。

つまり、このフリーラジカルが他の分子から電子を奪い取ることにより、その分子は

酸素分子のしくみ

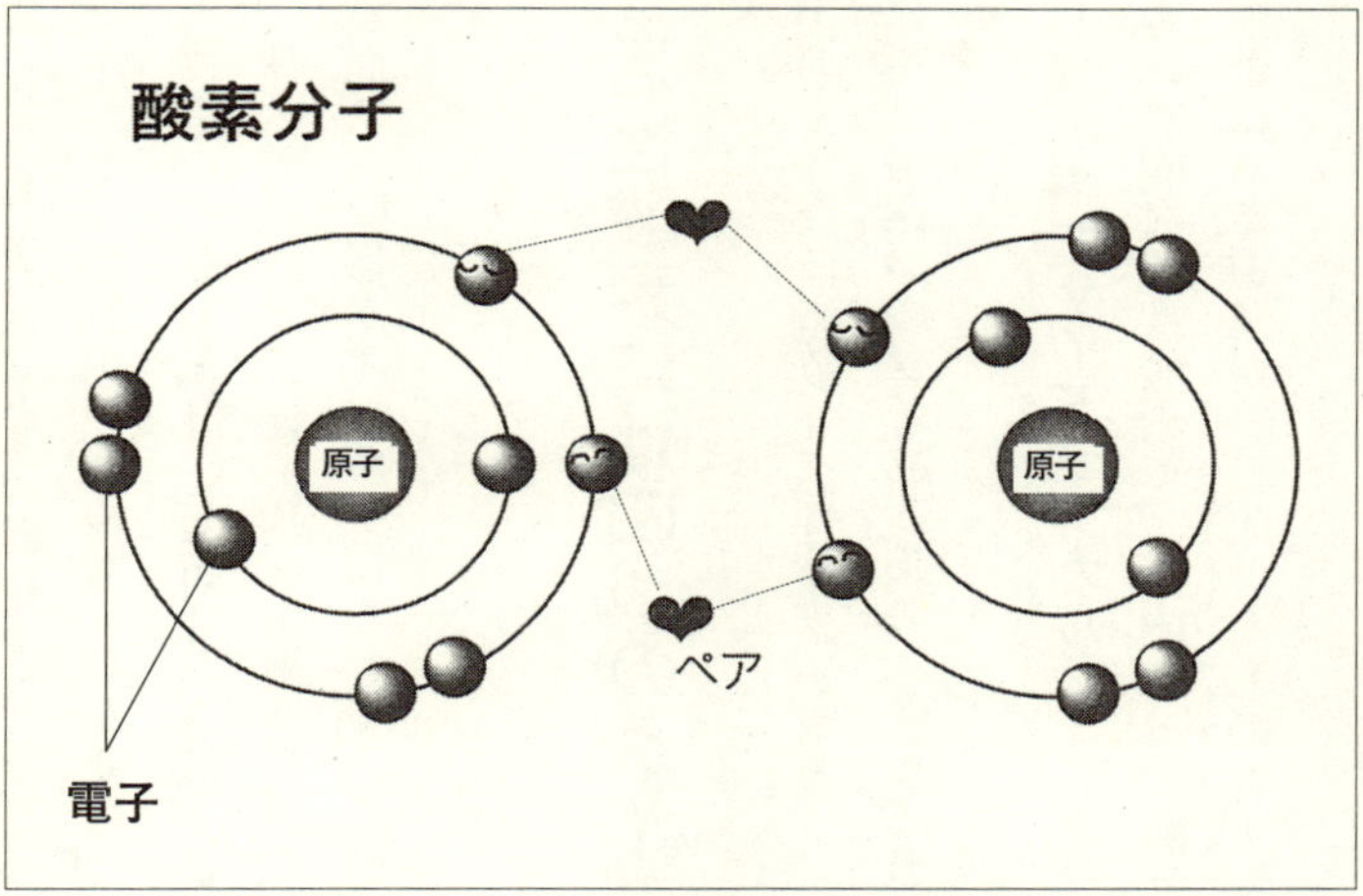

活性酸素のしくみ

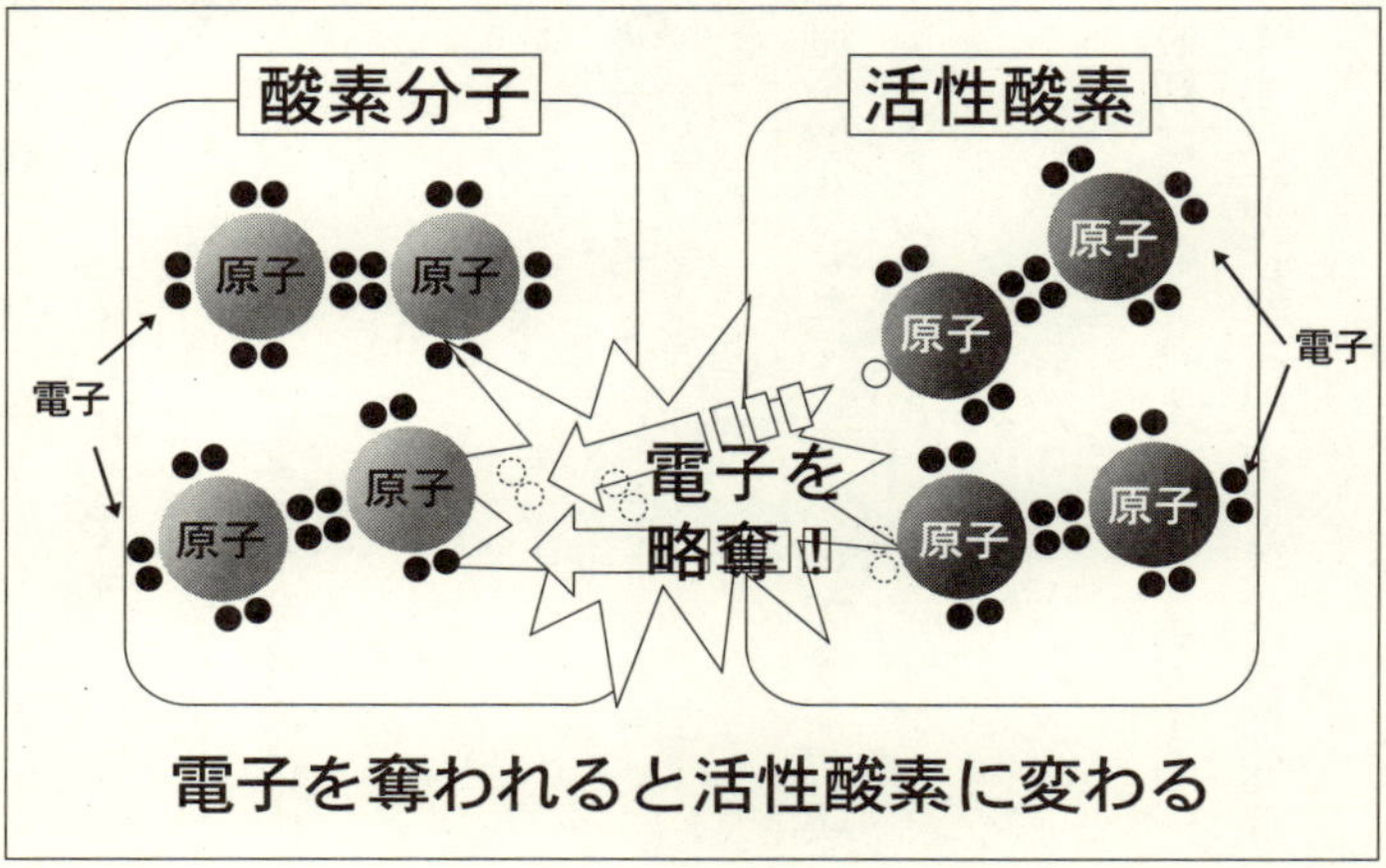

「酸化」してしまうのです。酸化するということは、金属の腐食や食べ物が腐ることと同じ意味です。そして酸化が進めば、鉄がサビつくように細胞をサビつかせるのです。

そしてこの〝活性酸素〟は非常に過激で酸化力が強烈なのです。この強烈な酸化力を持って、体内の細胞を次から次へと酸化していくのです。この超酸化力によって私達の体内にある血管や臓器がボロボロになっていくのです。

☆活性酸素には四つのタイプがある

以上のような仕組みで活性酸素ができて、私達の細胞を酸化させていくわけですが、実は次に挙げる四つのタイプがあり、それぞれ違った悪さをするのです。

①スーパーオキサイドラジカル

最も一般的な活性酸素で、体内では、酸素分子から最初に生成されます。酸素分子の一方の原子にある電子が一つ欠けたもので大量に発生します。活性酸素の中では代表格的存在です。

この活性酸素は体の中の細胞内でミトコンドリアが酸素からエネルギーを作るときに生成されるので、私達が呼吸をしている限りこの活性酸素の発生を避けることは出来ません。放っておくと細胞を傷つけたり破壊したりして、生体に大きな損害をもたらすことになります。

また、白血球が体内に侵入してきた細菌などを殺すときの武器にもなり、この時に大量発生します。

②過酸化水素

酸素原子二つと水素原子二つがくっついて出来た活性酸素の仲間で、極めて不安定な性格をしており、非常に強い毒性をもっています。

過酸化水素は「オキシドール」とも呼ばれています。「オキシフル」という商品名で売られている消毒剤をご存知でしょうか。この水溶液を怪我したときなどに、傷口にかけると白い泡ができますが、これは過酸化水素が傷口のばい菌をその毒性で酸化し、殺菌しているという証拠なのです。

③一重項酸素

酸素分子を構成している二個の酸素原子の片方の電子がもう一方の不対電子軌道に入ってしまった結果、片方の不対電子軌道が空いてしまった状態の活性酸素。

悪質な性格をしており、反応性が強いために次々と他の活性酸素に姿を変えてゆく性質を持っています。

一重項酸素は、放射線（X線）や紫外線に皮膚が当たると皮下組織で大量に発生し皮膚がん等を引き起こす非常に怖い活性酸素であり肌にとっては大敵です。

④ハイドロキシラジカル

過酸化水素を半分にしたような化合物で、酸素分子が分裂して互いに独立したち二個

活性酸素の４つのタイプ

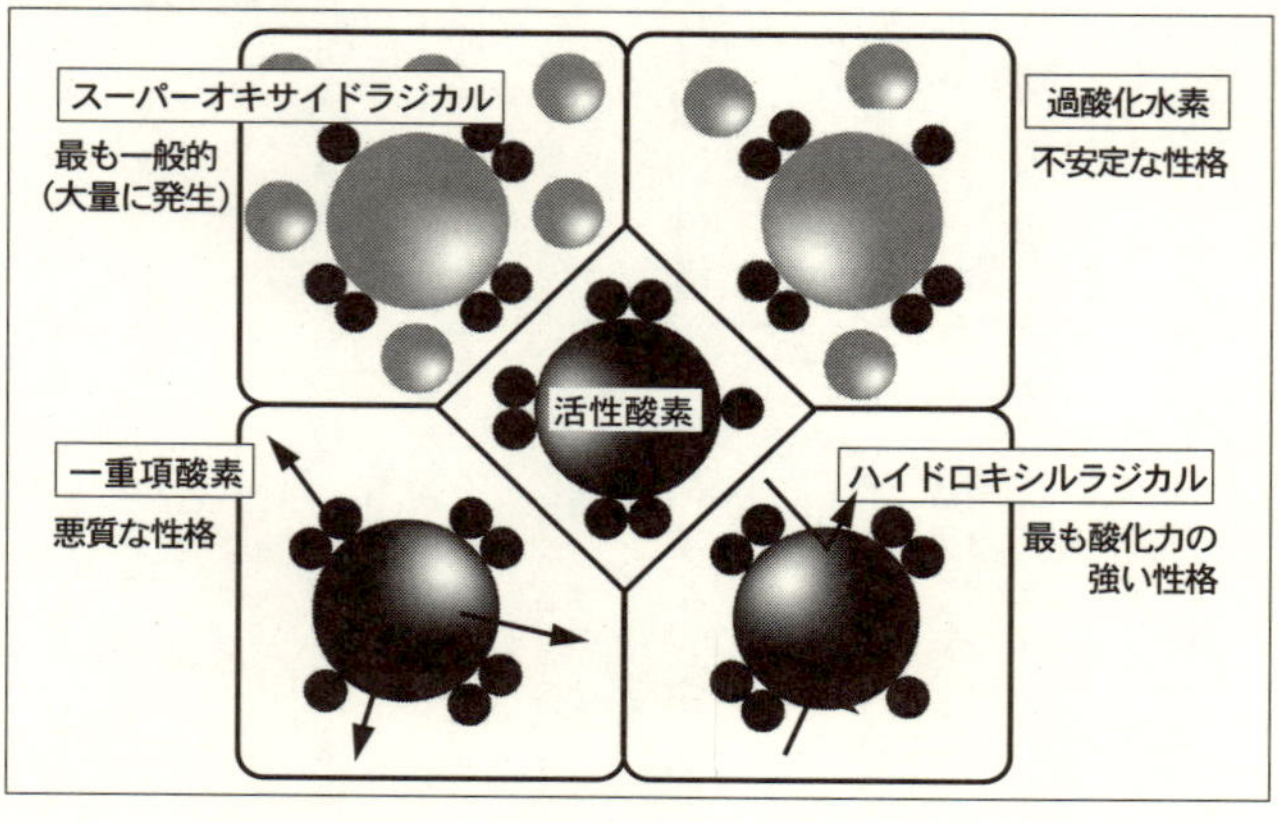

の酸素原子で、それぞれ酸素原子一つと水素原子一つがくっついた状態の活性酸素です。
この活性酸素は、最も酸化が強く、このハイドロキシラジカル一個で人を五〇％の確率で死亡させるといわれています。

☆こうして活性酸素は細胞を攻撃する

人は空気を吸って体内に酸素を取り入れています。その酸素を使って食物を体内で代謝させることによってエネルギーをつくり出しているのです。その役割をはたしているのが、細胞内のミトコンドリアです。ミトコンドリアが酸素の新陳代謝によりエネルギーをつくり出すときに、酸素の一部が活性酸素になります。

私達の体は六〇兆個の細胞から成り立っています。ですから、この一つ一つの細胞が酸素を使って栄養を代謝するたびに活性酸素を発生させているということになります。ということは、人間は生きている限り活性酸素からは逃れることは出来ないということです。

では、どのようにして活性酸素は細胞を傷つけ病気を生み出しているのでしょうか。

◎細胞膜が活性酸素によって酸化される

細胞は不飽和脂肪酸という脂肪の膜で覆われています。この細胞膜が活性酸素によって酸化され、有害物質である過酸化脂質に変わります。

〝酸化される〟ということは、例えば、てんぷら油を使った後そのまま放っておくと、その油は日が経つにつれ、黄色く変色し、ボロボロになります。鉄クギを屋外へおいておくとやがて赤く錆びついてしまいます。これが過酸化脂質なのです。不飽和脂肪酸が空気中の酸素によって〝酸化〟して〝過酸化脂質〟になったというわけです。

私達の体内においても、同じようなことが起こっています。活性酸素によって体内の細胞膜（不飽和脂肪酸）が過酸化脂質に変わると、それが血管の壁にこびりつき、やがては血管を狭くし、塞いでしまいます。私達は血液によって、酸素や栄養が体の隅々まで運ばれているのです。ですから血管が塞がれてしまうと、供給不足になり、各細胞は衰えていきやがては死滅してしまいます。

もちろん、酸化されるのは血管だけではありません。内蔵のあらゆる器官から皮膚にいたるまで活性酸素による酸化は体のすべてでおこるのです。

活性酸素による細胞の攻撃

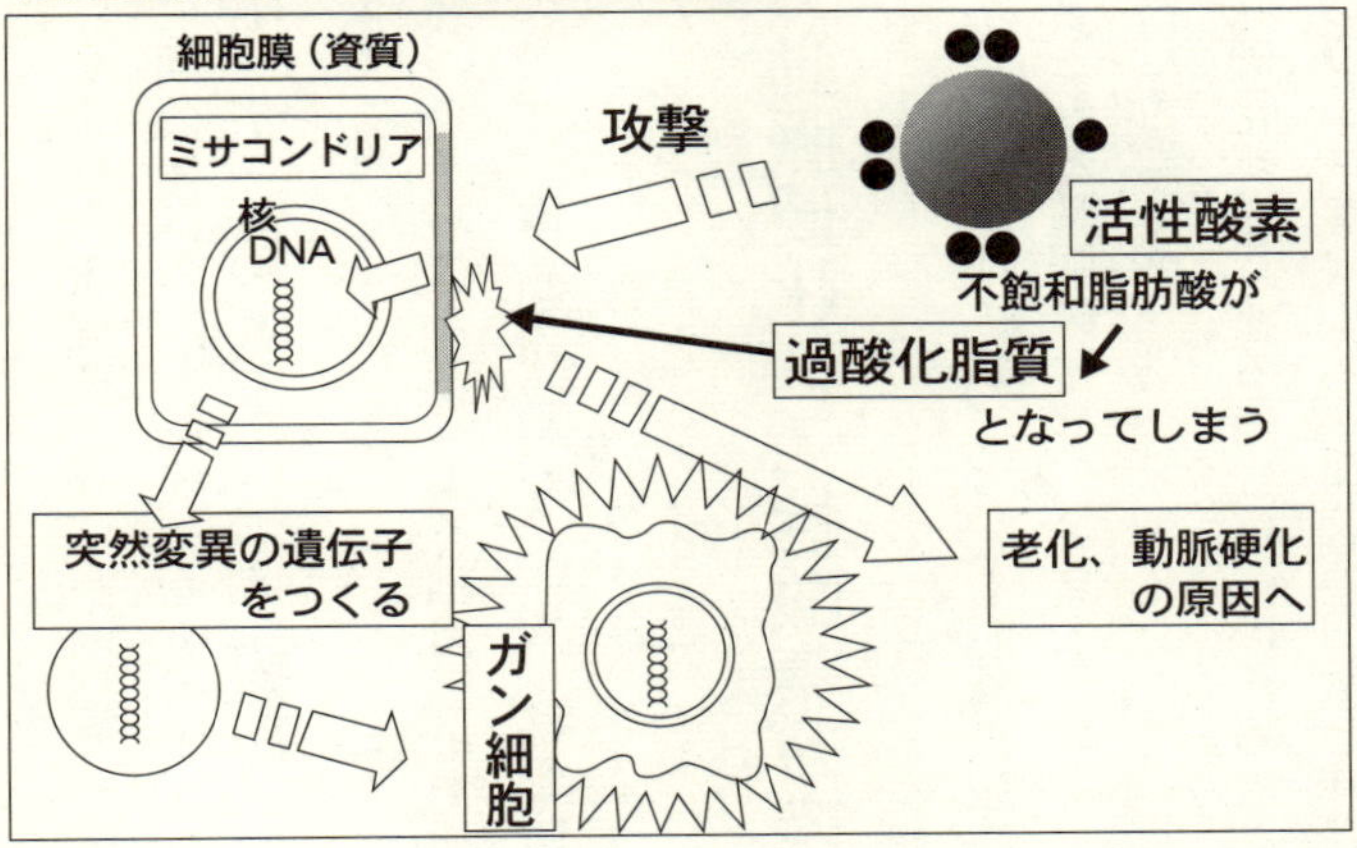

◎癌も活性酸素が原因で発生する

細胞の外側を覆っている細胞膜が活性酸素によって過酸化脂質に変化することにより細胞膜自体が破壊されると、活性酸素が細胞内に侵入し核にあるＤＮＡに直接襲いかかります。ＤＮＡは人間を正常な体に構成するためにひとつひとつ作り上げるための、いわば遺伝子の基になるものです。このＤＮＡが活性酸素によって狂わせられて、突然変異の遺伝子をつくりだしてしまいます。この突然変異した細胞がガン細胞なのです。

以上述べてきましたことから、活性酸素がいかに私達の体を蝕んでいるか、よくご理解いただけたかと思います。

酸化は、私達の気がつかないところで常

に起こっています。知らず知らずのうちに私達の体は酸化されているのです。

そして、老化を促進させ、心筋梗塞や脳梗塞、ガンなどの生活習慣病を引き起こすのです。人間の体は六〇兆個の細胞で構成されています。従って胃を構成している細胞が酸化されれば胃の病気になるし、膵臓でおこれば膵臓の病気になり、皮膚でおこれば皮膚の病気になります。

風邪のウィルスなどによる細菌感染で起こる病気以外はすべてこの活性酸素によっておこるのです。故に現代病の九〇%は活性酸素が原因であるということになるのです

☆動脈硬化は活性酸素が深くかかわっている

生活習慣病（成人病）といわれる糖尿病、高血圧、心筋梗塞、脳梗塞。これらを引きおこすとされる動脈硬化は、コレステロールのとりすぎによってのみおこるとこれまでは考えられたきました。

動脈硬化が進行する過程は、はじめになんらかの理由で血管の壁に傷がつき、そこから多量のコレステロールが血管の内壁と外壁の間に入り込みます。その結果血管の筋肉細胞

が盛り上がり、血液が流れている内腔がせまくなり詰まってしまいます。十四、五年前まではこんなふうに考えられていました。従ってコレステロールは人にとっては悪いものだと、決めつけられていました。

ところが実際は、コレステロールは私達にとって欠かせない物質で、成人の一〇〇〜一五〇グラムは必要なのです。

実はコレステロールは体のなかで大事な仕事をいくつかしているのです。

細胞がつくられるときの重要な構成成分で例えば、脳の神経細胞は傷つかないようにコーティングされていますが、その原料はコレステロールなのです。また、胆汁が肝臓で合成されるときにも欠かせない成分なのです。

コレステロールには全身の動脈に余分にたまったコレステロールを回収して肝臓に集める善玉コレステロール（ＨＤＬ）と、肝臓から全身にコレステロールを運ぶ悪玉コレステロール（ＬＤＬ）があります。そしてこのうちの悪玉コレステロールが動脈硬化を引き起こす犯人だとされていました。

ところが最近の研究で、**本当の犯人はこの悪玉コレステロール（ＬＤＬ）ではなく、体内で発生した活性酸素によって悪玉コレステロール（ＬＤＬ）が酸化され、まったく違った性質に変貌した変性ＬＤＬ（本当の悪玉）**であるということが判明しました。

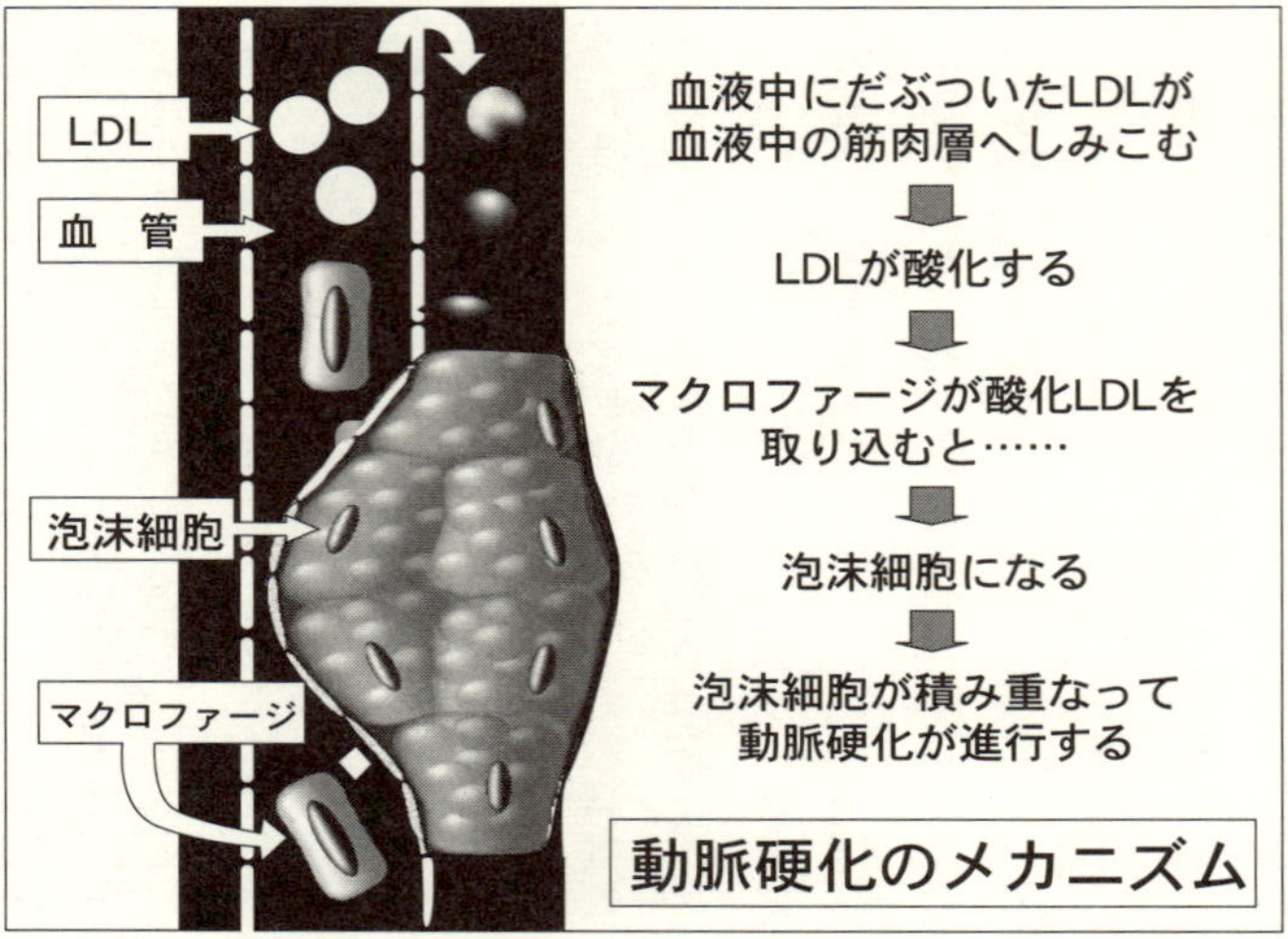
LDL
血　管
泡沫細胞
マクロファージ
血液中にだぶついたLDLが
血液中の筋肉層へしみこむ
LDLが酸化する
マクロファージが酸化LDLを
取り込むと……
泡沫細胞になる
泡沫細胞が積み重なって
動脈硬化が進行する
動脈硬化のメカニズム

◎動脈硬化はこのようにして進行する

コレステロールを摂りすぎて血液中にLDLコレステロールが増えすぎると、細胞内に収容しきれなくなります。すると、その余ったLDLコレステロールは血管の内外細胞のすき間から内膜に入り込み、そこで活性酸素によって酸化され、〝変性LDL〟になります。

この異物となった変性LDLを血管の中の掃除屋であるマクロファージが自分自身の中にどんどん取り込んでいきます。そして際限なく取り込んでいくうちにいっぱいに膨れ上がりやがては死滅し泡沫細胞になるのです。この泡沫細胞が増えつづけ血管の内幕を持ち上げて、血管内を狭くするのです。

変性ＬＤＬや泡沫細胞の死骸でどろどろになった血管壁は脆くなり、血管そのものも弾力性を失って硬くなります。このようにして動脈硬化は進行していくのです。

この動脈硬化が心臓の動脈でおこり、その狭くなったところに血栓（血の塊）が詰まれば心筋梗塞であり、脳でおこれば脳梗塞です。

こうしてみると、活性酸素がいかに私達の血管を蝕んでいるのか、動脈硬化の元凶が活性酸素であるということが、よく理解されたかと思います。

◎動脈硬化の危険因子

①　高血圧
②　肥満
③　糖尿病
④　コレステロール
⑤　中性脂肪
⑥　喫煙
⑦　年齢（四五歳以上の男性）
⑧　閉経後の女性

⑨　家族に心疾患の人がいる

以上の項目が多い人ほど発症率は高くなります。

◎前ぶれ症状

この動脈硬化は、厄介なことに自覚症状がないということです。ですから気がついた時にはすでに相当進んでいる状態なのです。

しかし、次のような症状に少しでも注意を払うと未然に防げる可能性はあります。

・めまいや立ちくらみを頻繁に起こす
・頭痛、頭が重い
・手足にしびれ感がある
・物忘れが多くなった
・ときどき感情を喪失する

コレステロールでつまった血管の断面図

血管が狭まる過程、ついには血液が通らなくなってしまいます

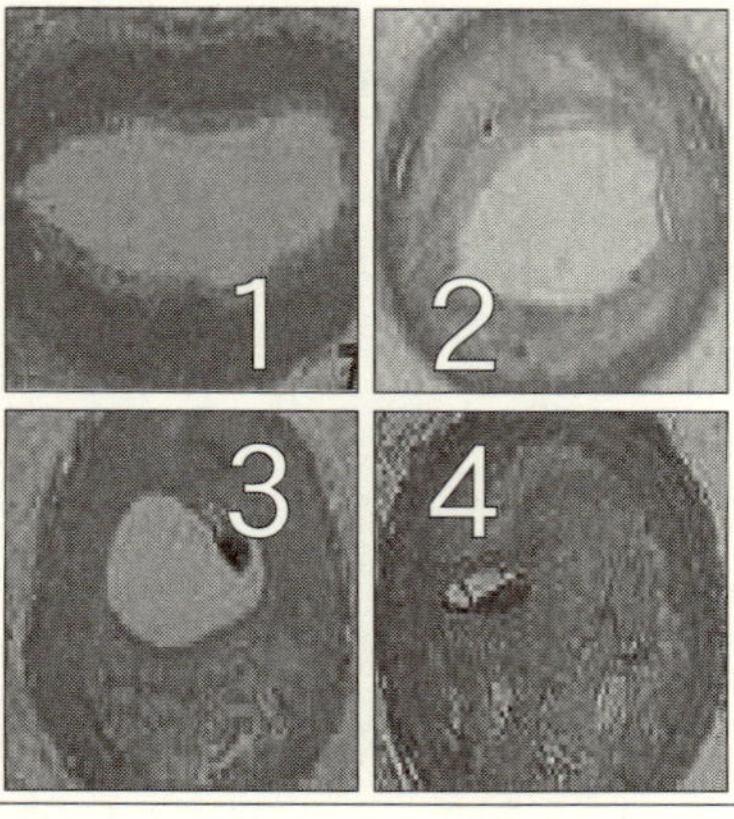

撮影　国立循環器センター
由谷親夫　血栓の写真

☆活性酸素が原因でなる主な病気

病気の九〇%が活性酸素が原因しておこるということですが、少し的を絞って主な病気をいくつか取り上げてみました。

【心臓病】

心臓は私達が生まれる前から、すなわち母親の胎内にいるときから活動しており、私達が死ぬときまで働きつづけています。

血管は、新鮮な血液をとおして全身に必要な酸素と栄養を運び、不要になった二酸化炭素と老廃物を回収するという重要な仕事を受け持っています。

心臓はその血管の中心的存在であり、いわばポンプの役割を担っており新線な血液を全身に送り、全身を巡ってきた血液を肺に送る仕事を担っています。

正常な心臓では、毎分七〇回、一定のリズムで心臓の筋肉（心筋）が収縮、弛緩を繰り返しています。心臓が一回で送り出す血液の量は約六〇ミリリットルで、一分間に五リットル、一生の間に約十五万トンもの血液を送り出すことになります。

心臓は一日約十万回も収縮と拡張を繰り返して、全身に血液を送りだしています。

このように、絶えず働きつづけている心臓の筋肉（心筋）にも当然酸素と栄養は必要です。

この心筋に酸素と栄養を送るのが心臓を冠のように取り巻いている「冠動脈」といわれる動脈です。

狭心症—心臓の仕事はかなり重労働ですから、冠動脈も太く、弾力性にとんでいてとても丈夫につくられています。ですから少々のことでは破れたりすることはありません。しかし動脈硬化によって冠動脈が狭くなりますと、血液が流れにくくなったり、一時的に止まったりすることになります。これを「虚血」といい、心筋の虚血によって発生するものを「虚血性心疾患」といいます。動脈硬化によって血管が七五％前後ぐらいに狭くなりますと、血流が十分に流れなくなるため、細胞が酸欠をおこし、心臓に一時的な痛みが襲います。これが「狭心症」です。胸に痛みや圧迫感があり、その痛みは一～二十分ぐらい続きます。食事や運動をしているときに起こりやすいので、また自律神経のバランスが崩れやすい夜間から早朝にかけて（睡眠中に）発作が起きやすい。

心筋梗塞—冠動脈が完全に詰まって血流が流れなくなると、酸欠状態になり細胞は死んでしまいます（壊死）。これが「心筋梗塞」です。

狭心症と同様に胸部に激しい痛みを伴います。この痛みは、狭心症よりも激しく、持続時間も約三〇分から数時間に及ぶ場合があります。全体の一五〜二〇％は無痛のこともあり、高齢者や糖尿病を患っている人では痛みを伴わない場合の例もあります。

心筋梗塞によって、一旦壊死した心筋は二度と再生することはなく、しかも壊死の範囲が広いほど、心臓の機能は低下し慢性の心不全となります。

○狭心症、心筋梗塞を起こしやすい危険因子

高血圧　・糖尿病　・高脂血症　・運動不足　・喫煙　・肥満　・ストレス

【脳卒中】

脳卒中は長い間日本人の死亡原因の第一位を占めていましたが、現在では癌、心臓病についで第三位です。

癌や心臓病が増加したのも事実ですが、現在の医療技術の進歩によって、脳卒中になっても命が助かる確率をアップさせたことが大きな要因です。また、脳卒中の発生率もやや下降していることが最近の調査からも判りました。

脳は血管が網の目のように張り巡らされている

脳の血管は心臓のように太くて丈夫な血管ではなく、繊細で細い血管が枝分れし網の目に張り巡らされています。

脳は体の中でも酸素の消費量がとても多い臓器です。体内で消費される酸素の約二〇%を消費します。この大量に消費する酸素によって脳は物事を記憶したり、的確な判断、指示をおこない、また精神的なコントロールをしています。

従って、血管が脆くなって破れたり、硬くなって詰まってしまうと、その先の細胞に酸素や栄養分が届かなくなり、細胞は死滅してしまいます。

脳は運動機能や言語機能を各部分が分担して機能していますから、仮に脳の左側の運動機能をつかさどっている部分の神経細胞が壊死すると、右半身が動かなくなります。

脳は活性酸素にもっとも侵されやすい

人が吸う酸素は体内で二〜三%は活性酸素になります。脳は大量に酸素を消費しますから当然活性酸素もそれだけ多く発生します。しかも脳の細胞膜は不飽和脂肪酸を多く含んでいるために活性酸素によって酸化された過酸化脂質を多く生成することになります。

このように脳細胞はいつも活性酸素に冒される危険にさらされているのです。

脳卒中には「一過性脳虚血発作」と「脳梗塞」、「脳出血」がある

脳卒中は、脳の血管障害の総称で一般的な言い方ですが、大きくは血管が詰まって起こる「脳梗塞」と血管が破れて起こる「脳出血」に分けられます。

一過性脳虚血発作――本格的な脳梗塞の前兆として、一時的な発作が起こることがあります。これが一過性脳虚血発作といわれるもので、脳梗塞の前触れとして重大な警告サインなのです。

一時的に脳の血流が少なくなると、脳卒中に似た症状が現れます。この症状は二〇～三〇分で一旦治まります。

症状としては、目まいがし、片側の手や足が痺れたり、力が入らなくなったりします。また、急にろれつが回らなくなったり、言葉が出なくなったりします。急に片方の目が見えなくなったりもします。

脳梗塞――脳梗塞は脳の血管が動脈硬化を起こして、そこに血栓が詰まって血液が流れなくなるため、その先の脳細胞に酸素や栄養が届かず脳組織が壊死するものです。

脳梗塞は血管の詰まり方によって三つに分けられます。

「脳血栓」動脈硬化によって脳の血管壁が盛り上がり、血管内が狭くなりそこに血の塊（血栓）が詰まって起きます。

血管が徐々に詰まるために症状の現れ方がゆっくりとしている場合が

あります。

例えば、朝、片方に軽い麻痺が起こり夕方には少し悪化し翌日にはかなりひどい麻痺状態になるといった進行の仕方をします。

「脳塞栓」心臓から流れてきた血栓（血の塊）が脳の血管に詰まるため起こります。したがって、心臓に病気があると、心臓内で血栓が出来やすくなり、それが血管の中を脳まで流れてきて詰まるのです。脳塞栓の特徴は、血管が突然詰まるために発作も突然起こります。しかも比較的太い血管が詰まることが多いため、脳の障害が広範囲になり重症になる場合が多いのです。

「ラクナ梗塞」脳の深部にある抹消血管が動脈硬化によってつまり、梗塞を起こしているのです。比較的小さい範囲での障害のため、症状もはっきりしない場合が多いのです。自覚症状がないため、病院の検査で初めて発見されるといったケースが多い。また、こういった小さな梗塞が積み重なって痴呆の原因となります。

脳出血――脳出血は脳組織の中の細かい血管がやぶれるものをいいます。

血管が破れると高い圧力で血液が脳の組織内に流れ出て、脳を破壊していくために急激に発作を起こします。脳出血はいろいろな原因で起きますが、最も多いのが高血圧によるものです。適切な高血圧の治療を受けずにいると、やがて脳の中の細かい動脈の血管壁が弱りボロボロになります。その弱った部分が膨れ上がり、ついには破れてしまいます。血管が破れると、血液は強い圧力で噴出してやわらかい脳の組織内に一気に溢れ出し脳細胞を破壊していきますし、ことによっては死に至らせます。症状は、つい今しがたまで元気だった人がなんの前ぶれもなく突然倒れるのが特徴です。片方の手足に麻痺や痺れが起こり、意識が失くなることもあります。死亡率は高いのですが、早い時点で設備の整った病院で適切な処置をうければ現在では助かる可能性が高いです。

くも膜下出血

―くも膜下出血は、脳の表面の血管が破れて出血し、脳の表面を覆っているくも膜の下に出血が起こるということです。例えば、手足を何処かへぶつけて腫れ上がった経験が一度や二度はあるでしょう。そのとき皮膚は皮下出血を起こし青黒く腫れ上がった状態になります。この状態がくも膜の下で起こっているのです。症状は突然に起こる猛烈な頭痛です。ガーンときなりハンマーで殴りつけらたような激痛が襲い、この痛みは数時間から時によっては一週間以上続きます。頭痛が起こると、そのすぐ後に吐き気やおう吐が起こります。くも膜下出血のほとんどは脳動脈瘤の破裂が原因です。

脳動脈瘤とは、脳に栄養を送っている太い動脈の壁の一部が、マッチ棒の先ぐらいの大きさに風船状にふくれたものです。先天的な原因によって生じます。一度出血が止まっても、一週間以内に再出血して死亡することも多くあります。くも膜下出血はCTスキャン（X線断層撮影）で検査をしても、予防は難しいのです。しかし、多くの場合は手術で確実に治せる病気でありますから、くも膜下を起こしたら、一刻も早く設備の完備された病院へ運び医師の指示に従うことです。

◎こんな症状起きたら脳卒中の前触れ

☆手足がしびれて一時的に動かなくなる

☆目まいがする

☆突然お箸やボールペンを落とす

☆急に言葉が出にくくなり、ろれつがまわらない
☆片方の目が見えなくなったり、目の焦点が合わなくなったりする
☆瞬間的に記憶がなくなる

以上のような発作はごく一時的に起こり、しかもすぐにおさまるため「ちょっと疲れているのだろう」ぐらいで済ませてしまいがちです。

したがって、このような症状が出たら、脳卒中の前触れであるということをよく認識しておき、すぐに病院で検査を受ける必要があります。

【高血圧症】

血管は私達の体の全身に張りめぐらされ、血液によって酸素や栄養素を全身の組織に送り届け、さらに炭酸ガスや老廃物を細胞から回収してつくるという大切な仕事をしています。

心臓はその血管系の中心にあって、血液を全身に送り出す、いわばポンプの役割をしています。すなわち、心筋が収縮することによって、血液を動脈中に押し出して全身の細胞に運び、弛緩することによって静脈より血液を受け取ります。

血圧とは？

心臓は一日約十万回収縮と拡張を繰り返して血液を全身に送り出しています。

血圧とは、心臓が血液を全身の隅々まで送り出すときに血管の中を流れる血液の勢いが、動脈の壁に与える圧力のことをいいます。この血圧は次の二つの数値を目安としています。

最高血圧（収縮期血圧）

心臓が全身に血液を送り出すために収縮すると、血液は搾り出されるように大動脈に送り込まれます。太い血管で出来ている大動脈は弾力性があるため、血液を勢いよく送りだすとともに、拡張して血液をためることができます。血液が勢いよく送り出される時、血圧は高くなります。このときの血圧を「最高血圧（収縮期血圧）」といいます。

最低血圧（拡張期血圧）

静脈によって、全身から戻って血液が心臓にたまり、心臓は拡張した状態になります。このとき、心臓は血液を送り出してはいないのですが、収縮期のときに拡張していた大動脈の太い血管が収縮して、たまっている血液を緩やかに送り出しています。このため血圧は低くなりますが、一定値を保っています。このときの血圧を「最低血圧（拡張期血圧）」

といいます。

こんな時に血圧はあがる

血管の中を流れる血液の勢いが、動脈の壁に与える圧力が「血圧」です。したがって心臓が一回の収縮で送り出す血液の量が多ければ、多いほど血圧は上がります。

この血液の量を調整しているのが自律神経で、そのうちの交感神経が司っています。

☆血圧は私達の精神状態によって大きく影響を受けています。怒ったり、興奮したりすると交感神経が活発に働き血圧は上昇するし、悲しんだり、沈み込んだりすると下がります。

このほかにも、食事、入浴、運動、気温の上下、ストレス、喫煙等によっても血圧は上がります。

☆血管に「動脈硬化」などが起きていると、血管が狭くなったり、弾力性がなくなったりして血液がスムースに流れなくなり、心筋に圧力がかかります。その結果血圧が上がります。

☆食塩を摂りすぎると、血液中のナトリウムが増えます。

それを薄めようとして、水分が血液中に引き込まれます。そのため、血液の全体量が増えて、血管に圧力がかかり血圧が上がります。また、ナトリウムは血管を収縮させる作用があり、血圧が上がります。

☆太った人は高血圧になりやすい。肥満が高血圧になりやすいのは、からだの隅々まで血液を送り込むために心臓が普通のときよりも強い圧力で血液を押し出さなければならないからです。

また、体についた脂肪細胞がインスリンの働きを阻害するため、十分な働きが出来なくなります。すると膵臓はさらに大量のインスリンを分泌するため、血液中のインスリンの量が増えてしまいます。インスリンはナトリウムを体内に溜めるために血液は血管内に水分を摂り込み薄めようとします、その結果血液量が増え血圧が上がります。

高血圧を予防するためには

☆食塩を摂りすぎないことです。正常な人で十グラム以下、高血圧症の人では八グラム以下、場合によっては六グラム以下が望ましい。

☆肥満は最も高血圧を招きます。太っている人は高血圧になりやすく、太っていない人に比べて短命だという調査結果もでています。

日頃から、カロリーを摂りすぎないように心掛けることです。

☆有酸素運動を心掛けましょう。できれば毎日三〇分以上のウォーキングを習慣化できれば理想です。週に最低三~四日、一時間でもいいです。

高血圧の基準値（WHO）

最高血圧　百四十mmHg以上

最低血圧　九十mmHg以上

【糖尿病】

糖尿病とは、血液中のブドウ糖が増えすぎ、インスリンによる正常な処理（代謝）が出来なくなり、本来エネルギー源として細胞の中に取り込まれなければならない糖が尿から出ていってしまう病気です。排尿時に甘酸っぱい匂いがして、初めて糖尿病に気がつく人もいます。

五〇年前には日本における糖尿病患者は、四十歳以上で五〇〇人に一人ほどしかいなかったのに、それが現在では十人に一人と五〇倍に跳ね上がって、さらに増加の傾向にあります。

厚生省が最近実施した生活習慣病の疫学調査によると、「現在すでに糖尿病であると判断された人」が六九〇万人、「将来糖尿病の可能性があると疑われる人」すなわち糖尿病予備軍が六八〇万人で、両方を合わせると、一三七〇万人もの人が「糖尿病もしくは糖尿病予備軍である」ことが判明したのです。

コントロールしているインスリンが問題

私達は体が活動するためのエネルギーを対外から摂らなければなりません。

食事から摂取した糖質（炭水化物）は体内で酵素によって分解されたブドウ糖になります。

ブドウ糖は血液によって全身に運ばれ、私達の筋肉や脳が働くためのエネルギー源となります。また、このとき使われなかったブドウ糖は、脂肪細胞に取り入れられて貯蔵されます。

このブドウ糖を細胞の中にとり入れたり、脂肪細胞に貯蔵するときに不可欠なのが膵臓から分泌される「インスリン」というホルモンです。

食後、体内では食べ物の消化や分解が盛んにおこなわれ、血液中にブドウ糖が増加し、血糖値が上がる。すると同時に膵臓からインスリンが分泌されブドウ糖を処理し、血糖値は下がります。このようにして健康な人は血糖値を一定の範囲に保っているのです。

ところがインスリンの分泌が少なかったり、働きが悪かったりすると、ブドウ糖が細胞の中に入れなくなり血液中にあふれてしまいます。そして血糖値が下がらなくなり、高い状態のままになる、これが糖尿病です。

糖尿病には二つのタイプがある

①インスリン依存型

先天的に膵臓がインスリンをうまくつくれない遺伝体質の人で、子供の糖尿病はほとんどがこのタイプです。

三〇歳未満での発症が多いことから「若年型糖尿病」ともいわれています。

糖尿病患者全体の約一割。

②インスリン非依存型

インスリン非依存型も、やはり遺伝的な体質がありインスリンをつくる能力は多少はあるのですが、分泌能力が弱くブドウ糖を細胞の中になかなかうまく入れられないのです。このため、肥満や運動不足、過食、ストレスなどが誘引となって発症してくるのです。

また、特定の栄養素の不足。とくにマグネシウム、クロムが不足すると発症する可能性があることが最近判明してきました。

糖尿病と活性酸素の関係は？

血液中に糖が多くなると、血管の細胞内では活性酸素がさかんに発生します。すると細胞は活性酸素によって酸化され血管は徐々に破壊されていきます。これが進むとやがては血管に穴があき、その結果出血がはじまるのです。しかも細い血管がじわじわと詰まっていくのです。

活性酸素が深く関係しているもう一つの理由は、活性酸素によって細胞内のミトコンドリアが傷つけられ、エネルギーを生成する製造効率が落ちてしまいます。するとインスリンも分泌する量が減ります。その結果、糖が細胞の中に入れず血糖が増えてしまうのです。

こんな症状が出たら糖尿病

糖尿病は初期の段階ではほとんど自覚症状がないという困った病気なのです。ですから本人が自覚するようになった時はかなり進行しているといえます。

糖尿病の症状は「多食、多飲、多尿、体重減少」で、「三多一少」といわれます。

（多尿・口渇・多飲）　血糖が増えると、腎臓で糖分を吸収しきれなくなり、水に溶けして尿として外に出る。この時に多くの水が必要になり、その結果尿の

（疲労感・だるさ）量が増える。その水分を補うために喉が乾き多飲となる。

ブドウ糖が、インスリンの不足で細胞に十分に取り込めないためエネルギー不足になり、疲れやすくなる。

（空腹感・多食）ブドウ糖をエネルギー源として充分に利用できないために、資質を利用する代謝作用が起こり、血中に遊離脂肪酸を増やして食欲中枢の働きを妨害し、満腹感を感じさせなくする。

（体重減少）血糖がエネルギー源として利用できないため、脂肪質、たんぱく質も利用してしまい、体を更生する分までエネルギーとして使ってしまう。

（糖尿病昏睡）細胞の働きが低下し体の状態を一定に保つことが出来なくなり、その結果、意識がなくなり倒れてしまう。

糖尿病は合併症が怖い

糖尿病が原因で死亡するケースはそれほど多くはありませんが、本当に怖いのは、なんの自覚症状もないまま病気が進行し、長い年月を経てはじめていろいろな症状が出てきて障害が現れてくることです。そのときはすでに、動脈硬化や網膜症、腎臓病、神経障害などの合併症を起こしているのです。

糖尿病の三大合併症

①糖尿病性網膜症

糖尿病になると全身の細かい血管に障害が起こってきます。とくに目の網膜には細かい血管が縦横無尽に通っています。この毛細血管が障害を受け、もろくなり、ちょっとした衝撃や血圧が上がったときに破れ出血する。この現象が進むと、やがては網膜が眼球壁から剥がれ失明する。

○眼底検査で簡単に発見できる。

○初期の段階なら血糖のコントロールで症状は充分に改善できる。

②糖尿病性腎症

腎臓は心臓から送り込まれてきた血液の中から余分な水分、塩分、老廃物を取り除いて尿として対外に排泄し、きれいな血液にして心臓に戻すという重要な作業をしています。

糖尿病によって腎臓の毛細血管が傷つけられ障害を起こすと、この濾過作業が機能しなくなり、尿がつくれなくなり、やがては腎臓自体の機能が破壊され腎不全となり、人工透析をせねばならなくなります。

③糖尿病性神経障害

糖尿病性神経障害は、網膜症や腎症に比べて早い段階で症状が現れる合併症です。血糖の調整が効かなくなり、高血糖状態が続くと、活性酸素により抹消神経が侵され、障害が現れてきます。

通常、神経障害は体の末端（抹消神経）から始まるため、指先や足先にしびれを感じたり、痛みがあったり、特に足の膝から下が痛くなるといった症状があらわれます。

この神経障害が進み、神経繊維の損傷がひどくなると、逆にしびれや痛みを感じなくなりなります。痛みがなくなるので、病気が治ったと勘違いしてしまうことがあります。

またちょっとした怪我などでは、傷があっても痛みを感じないため気がつかずにいたりします。そのために、その傷が原因で壊疽になることがあります。

もう一つの注意すべき点は自律神経にも障害がおこるということです。例えば発汗に異常をきたしたり、立ちくらみや便通異常、インポテンツ等の症状が現れます。

糖尿病を予防するには

糖尿病にならないためには、まず自分のからだの状態をよく知ることです。そのためには特に次の点を留意すべきです。

○日常生活の中で自分の血糖値をチェックし自分の血糖の状態や変化の仕方を常に把握しておく必要があります。

最近は、自分で簡単に出来る自己測定器が市販されています。特に現在すでに血糖をコントロールしている人は一日に三〜四回は測定する必要があるから必需品です。

・血糖値の基準値

	空腹時	食後二時間
重症の糖尿病	二〇〇mg／dl	三〇〇mg／dl
軽い糖尿病	一三〇mg／dl	二〇〇mg／dl
要注意	一一〇〜一二五mg／dl	一四〇〜一九九mg／dl
正常	七〇〜一一〇mg／dl	一二〇〜一三〇mg／dl

○肥満は病気に対する危険信号です。

肥満そのものは病気ではありませんが、生活習慣病の温床になっています。糖尿病も肥満者は非肥満者に比べて、糖尿病になる確率が二倍にもなります。

肥満とは、体に脂肪を必要以上に蓄えている状態をいいます。これは食事で必要以上のカロリーを摂りすぎるため、消費されないエネルギーが脂肪となって体の中に蓄積されるからです。

従って、日常生活で必要とする以上のカロリーを摂りすぎないように、普段の食生活から心掛けることが大事です。

また、運動不足も肥満になる原因です。出来れば毎日三〇分以上は歩くことを心掛けるとか、毎日が無理ならば週に三～四日は一時間を目標にウォーキングを心掛けるなど、体重をコントロールする習慣をつけることが大切です。

○タバコは「百害あって一利なし」といいます。

タバコは糖尿病とは関係ないだろうと思っている人もいるかもしれません。しかし、タバコは私達の血管に影響を及ぼします。タバコを吸うと血液が収縮し血管の流れが悪くなり、動脈硬化などを促進します。

○アルコール飲料は糖尿病患者は原則禁止です。

お酒は「百薬の長」といわれますが、ほどほどに飲むのは気持ちを開放させ精神的にも良い場合もありますが、飲みすぎは体にとって有害であり、活性酸素の発生源にもなります。

アルコールは高カロリーであるうえに、ほとんど栄養素が含まれていません。従って飲めば飲むほどエネルギーが体の中に蓄積され、しかも食欲を増進させるため食べすぎてしまいます。

【高脂血症】

最近、成人の三割以上が「高脂血症」だといわれています。高脂血症といわれても一般の人にとってはは、聞き慣れない病名かもしれません。

「高脂血症」とは、血液に含まれているコレステロールや中性脂肪などの脂肪成分の量が正常より増えている状態のことです。つまり糖質や脂質の摂りすぎが原因で起こる、血液中の脂質異常です。

高脂血症の中で、とくに血清中の総コレステロールの量が二二〇mg／d l以上を「高コレステロール血症」、空腹時の血清中性脂肪値一五〇mg／d l「以上を「高中性脂肪血症（高トリグリセライド血症）」といいます。

最近では、三十歳代、四十歳代で高脂血症と診断される人が増加しており、ある臨床医グループの発表によると日本の高脂血症患者は約三千万人に達するという。

また、厚生省によると、五十歳以上の男性の二人に一人（約八一〇万人）、女性の三人に一人（約七四〇万人）が高脂血症であり、他の血清脂質の異常も合わせると、中高年全体の三〇～五〇％にのぼると発表しています。約一五〇〇～二〇〇〇万人になります。

しかも、この傾向が十代、二十代に現れてきており増加傾向を示しています。この状態を放置しておくと、やがては動脈硬化や、心疾患、脳卒中などの生活習慣病に発展していくと考えられます。

高脂血症は動脈硬化になる危険因子

何故、高脂血症が増大したのか、これは一言でいえば「食生活の欧米化」です。

私達の生活が大変豊かになり、そのライフスタイルが欧米化したこと、そして社会環境の変化と共に何でも簡単に手に入る便利な世の中になったということです。

とくに食生活の欧米化により高たんぱく、高カロリーの摂取量が増大しました。

その半面、生活が便利になり、エネルギーを余り使わなくても、日常生活が出来るようになったため、現在では多くの人々が運動不足になっています。その結果、消費されないエネルギーがコレステロールや脂肪としてからだの細胞の中にどんどん溜まってしまうのです。

高脂血症の判断基準			単位mg d l
血清脂質	正常値	危険値	異常値
総コレステロール	130～219	220～	260～
ＬＤＬコレステロール	120以下	121～139	140以上
ＨＤＬコレステロール	36～90	35～30	29以下
中性脂肪	30～149	150～299	300以上

血液中に増えすぎたコレステロールは内壁の隙間から中へ入り込み、活性酸素によって悪玉コレステロールに酸化されます。これを血液中の掃除屋であるマクロファージが取り込みます。しかしマクロファージは食べすぎて死滅し泡沫細胞になり溢れます。そして動脈壁を押し上げ血管を狭くし、血液の流れを悪くします。こうして動脈硬化が促進することになるのです。

高脂血症になる原因

高脂血症の主な原因は、これまでは遺伝的な要因で起こる「原発性高脂血症」と肝臓病、腎臓病などの別な病気によって起こる「続発性（二次性）高脂血症」が多かったのですが最近の傾向は、日頃の生活習慣、とくに食事のとり方が原因で起こるケースが圧倒的に増えています。つまり過食、とくに脂肪分の多い食事、高カロリー食の摂りすぎ、アルコールの飲みすぎなどエネルギーの摂りすぎが原因になって、高脂血症が起こっています。

また、日常生活における運動不足から、摂取したカロリーが十分に消費されずに脂肪として体内に蓄えられてしまうのも原因の一つになっているといえます。

【ガン（癌）】

一九八一年に日本における死亡原因の第一位になったガンはその後も増加の一途をたどり現在においてもその地位は変わっていません。一九九六年時点で癌で亡くなった人の割合は国民全死亡者数の三〇、四％となり、国民の四人に一人がガンで亡くなっているということです。

昨今、ガンに関しては日本はもちろんのこと世界中の医学者、化学者、生物学者による研究、開発によって、かなりのことが解明されました。治療法もここ十年来格段の進歩を遂げています。早期発見、早期治療で多数のガン患者が命を救われています。

しかし、「ガン」は減っておりません。むしろガンに罹る人はますます増える傾向にあります。

ガンは遺伝するのか？

よく私達は「私の家系はガン系統なの」とか「祖父も父もガンで亡くなったから、私もきっとガンで死ぬよ」といった会話を聞いた経験は一度や二度はあると思います。はたして本当にそうなんでしょうか。

結論からいいますと、九九％遺伝しませんといっても過言ではないと思います。但し、例外としてごくわずかですが小児の目とか腎臓に出来るガンで遺伝するのがあります。

もう一つ言えることは、ガンそのものが遺伝するわけではないのですが、ガンの出来やすい体質が遺伝することがあります。例えば大腸に多くのポリープができやすく、それがガンに発展するケースとか、皮膚ガンになりやすい皮膚の病気を体質的に遺伝しているとかです。

ガンは遺伝子の突然変異でできる

私達の体は六〇兆個の細胞で構成されています。私達の体を形作っている細胞を「体細胞」といいます。この細胞は古くなると死んでいき、約二〇〇日で新しい細胞に生まれ変わります。このように細胞は常に新陳代謝を繰り返しています。

細胞の中には「核」と呼ばれる部分があり、その中に遺伝情報を伝えたり、人体の各部分の形成に重要な役割を果たしている「遺伝子」が入っています。

遺伝子はＤＮＡ（デオキシリボ核酸）という物質でできており、遺伝情報のすべてのプログラムが書き込まれています。この遺伝子が正しい情報を伝え、正しい機能を果たすことによって、体の細胞は正常な働きをし、形や性質がまったく同じ新しい細胞が形成されていくのです。細胞の再生は、いつ、どんなたんぱく質を、どれだけの量、どのように生産するかなどについて、遺伝情報のとおりに狂いなく、体全体の設計図として構成されていなければなりません。

ところが、この遺伝子が何らかの理由で傷つけられると、ＤＮＡに障害が起き、遺伝情報に誤りが生じて、たんぱく質の合成に狂いが生じるのです。そうすると、細胞の再生は正しく行なわれなくなり、細胞は「突然変異」を起こします。この「突然変異」を起こした細胞が「ガン細胞」なのです。じつは、私達は遺伝子の中に正常な細胞をガンにしてしまう「ガン遺伝子」を生まれながらにして持っているのです。

こうして傷つけられて目覚めた「ガン遺伝子」は周りの細胞を取り込み、どんどんガン細胞に変異させていきます。こうしてガン細胞は分裂、増殖を無限にはじめガンを発症させるのです。

活性酸素が遺伝子を傷つける

ガンは段階を経て発症していくというメカニズムがあります。まず最初に遺伝子のＤＮＡに傷をつけるものがいて異常が生じます。これが最初の段階で「イニシエーター」といいます。さらに傷つけながら細胞のガン化を促進し、細胞分裂を促進していきます。この第二段階を「プロモーター」といいます。ガン化した細胞はさらに猛烈な勢いで増殖していきます。この三段階目を「プログレーター」といいます。

活性酸素はこの第一段階と第二段階で深く関わっています。

自動車の排気ガスや食品添加物などに含まれている多くの発ガン物質が細胞に入ってくると、活性酸素が発生します。そして活性酸素が細胞を傷つけながら、どんどん中へ入り込み遺伝子のＤＮＡを攻撃します。こうして傷つけられた細胞は突然変異を起こしてガン細胞へと変身していくのです。そうしてこのガン細胞が連鎖反応を起こし無限に増殖していくのです。

このように、**ガンの発症には活性酸素が深く関わっているのです。**

ガンは予防できるか？

米国では、国立ガン研究所がガンの八割は本人自身のライフスタイルしだいで予防できると発表しています。

そして、その中でも最も重要なのがタバコと食生活であると言っています。米国人のガン患者の三〇％が喫煙、三五％が食生活によって発ガンしていると推定されているからです。

日本人に多い胃ガン、大腸ガン、肺ガン、乳ガンなどは食事やタバコが原因と考えられます。ということは日本人も食生活などの生活習慣を変えることによって、ガンの八割は予防できると考えられます。

要はいかにして活性酸素が体内で発生することを防ぐかということです。

ガンを防ぐための十二カ条

①　バランスのとれた栄養をとる
②　毎日、変化のある食生活をする
③　食べすぎは避け、脂肪は控えめに
④　酒はほどほどに
⑤　たばこはやめる
⑥　食べ物から適量のビタミンと食物繊維を多く摂る
⑦　塩辛いものは少なめに、熱いものは冷ましてから
⑧　焦げた部分は避ける

⑨　カビの生えたものには注意
⑩　日光に当りすぎない
⑪　適度にスポーツをする
⑫　からだを清潔に

国立ガンセンター監修「ガンを防ぐための十二カ条」より

【肝臓病】

肝臓は昔から「肝心要（かんじんかなめ）」という言葉があるくらい、人間の体の中でも特に重要な臓器として認識されてきました。

人間の内蔵の中で最も大きいのが肝臓です。成人男性で一〇〇〇～一四〇〇グラム、成人女性で九〇〇～一一〇〇グラムもあります。

肝臓は、二五〇〇～三〇〇〇億個の肝細胞という特殊な細胞が集まって成り立っています。そしてこれらの細胞はおよそ一五〇日でたえず新しい細胞に生まれ変わっています。

肝臓は沈黙の臓器

肝臓はその四分の三を切除した場合でも、約四ケ月で完全に元の大きさ、重さに再生するという驚異的な能力を持っております。このような再生能力は心臓や胃、腸など、他の臓器にはみられない独特の能力なのです。

一方、肝臓は障害にかなり強い臓器です。〝沈黙の臓器〟といわれているように少々のことではへこたれませんし、よほどひどくならないかぎり、症状は現れてきません。ですから気がついた時はかなり悪化しているケースが往々にしてあります。従って、定期的に機能検査を受けるなど、日頃からの健康管理が大切です。

肝臓は巨大な化学処理工場

三〇〇〇億個からの肝細胞が集まって出来ている肝臓は、約二〇〇〇種類もの酵素を使って、約五〇〇〇種類におよぶ複雑な処理をしている、いわば大変な能力を持った最新鋭の化学処理工場なのです。しかも、その使用する酵素はほとんど、自分自身で作ってしまいます。

肝臓の主な働き

私達が食事から摂った食べ物は、胃や腸で消化、吸収されて次に肝臓に送り込まれます。肝臓に送り込まれた栄養素は分解され体に合った成分に合成され、全身の細胞に運ばれます。これを「代謝」作用といいます。

●肝臓の働きは大きく分けて三つの機能があります。

代謝機能――私達の日常のエネルギーになる糖質（炭水化物）は胃腸で消化されブドウ糖や果糖に分解されて、小腸で吸収され、肝臓に送られてきます。

肝臓では、このブドウ糖や果糖をさらに分解してグリコーゲンとして貯蔵し、必要に応じて再びブドウ糖に戻し、血液によって全身に運ばれエネルギーの基となるのです。

また、アミノ酸から脂質やたんぱ

●主な肝機能検査方法

検査項目	基準値	主な病気
総ビリルビン	0.2～1.5	黄疸
ＧＯＴ	10～40	ほとんどすべての肝臓の病気
ＧＰＴ	5～45	ほとんどすべての肝臓の病気
ＡＬＰ	110～300	胆道閉塞、肝障害
ＬＡＰ	30～78	肝炎、肝硬変
ｒ－ＧＴＰ	1～80	アルコール性肝障害
コリンエステラーゼ	3500～8000	肝硬変、肺ガン
ＴＴＴ	0.5～6.5	肝硬変
ＺＴＴ	2.3～12.0	慢性肝炎

く質を合成して全身に送り込んでいます。

解毒機能――私達が摂る食べ物の中には、いろいろな有害物質が含まれています。アルコールや薬物などの異物もあります。肝臓はこれら有害物質を解毒し体外へ排泄するのです。

胆汁の合成――胆汁とは、胃から食べたものなどを吐いたときに、黄色く苦味のある液がでてきますが、この液体が胆汁です。

脂肪の消化、吸収を助ける働きをしたり、不要物を腸に送り出して排泄する役割もしています。

肝臓では活性酸素が常に生成されています。

肝臓には常に大量の血液が流れ込んできています。この血液を肝臓では細胞のミトコンドリアで化学処理をおこないます。すなわちミトコンドリア内のさまざまな酸化、還元をおこなって、エネルギーを生産しているのです。このエネルギーを生産する過程で実は活性酸素が大量に発生するのです。

【アトピー性皮膚炎】

現在、花粉症、アレルギー性鼻炎、ぜんそくやアトピー性皮膚炎などアレルギー疾患を病んでいる人は全国で一三〇〇万人といわれています。
なかでも昨今はアトピー性皮膚炎の患者が急増しています。

アトピー性皮膚炎とは?

もともと身体には、体外から異物「抗原（あるいはアレルゲンという）」が侵入してくると身体を防御するために、これに対抗する抗体（IgE抗体）を作りだして異物を攻撃します。この現象を抗原抗体反応といいます。この反応が抗原に対して正常な反応をしていれば問題はないのですが、生体防御の範囲を逸脱して過剰な攻撃を、すなわちアレルギー反応を起こすのです。

アレルギーには、I型からⅣ型まで四つの型がありますが、アトピーは主にI型のアレルギー反応によっておこる疾患です。

人によってアレルギーをおこす人とそうでない人がいますが、これは体質の違いで、体内でI gE抗体をどんどん作ってしまう人がいます。こういう人をアレルギー体質とかアトピー素因といい、もともと遺伝的に受け継いだ体質なのです。

生活環境の悪化が深く関わっている

アトピー性皮膚炎が発症するきっかけは人によってそれぞれ違い、発症原因はなかなか特定することが出来ません。

しかし、患者の地域特性を調べてみると、京浜、中京、阪神、北九州などの工業地帯とその周辺地域に多くみられます。工場から出る公害物質による大気汚染、ディーゼル車の排気ガス、ダイオキシン等が人体にとってどれほど悪影響を及ぼしているか計り知れません。

次に挙げられるのが、住居内での汚染です。建物に使われている建築資材、のり、塗料に使われている化学物質、畳やじゅうたんに潜むダニやカビ。衣服や寝具に使われている化学繊維等です。シャンプー、食器等の洗剤類。

昨今、最も問題とされているのは、食べ物から引き起こされるアレルギーです。アレルギー食品といえば、牛乳、卵、大豆製品が代表格ですが、これらよりももっと問題なのが加工食品です。特にコンビニ等で売られているジャンクフードと呼ばれている類いのものです。

皮膚は最も活性酸素の攻撃を受ける

昨今最も愁うべきことは地球環境の悪化ではないでしょうか。なかでもフロンガスの増加によるオゾン層の破壊は地球的規模で広がっています。

その結果紫外線の人体に及ぼす影響は大変深刻な問題です。ここ四～五年で皮膚ガンが急増しています。人の皮膚はつねに直接酸素にさらされています。それだけにいつでも活性酸素の攻撃の矢面に立たされているのです。

アトピー性皮膚炎の人の皮膚を調べてみますと、水分が失われていてカサカサした肌です。これは角質層の保湿能力の低下が原因です。アトピー性皮膚炎の人は抗酸化物質を活性化する力が非常に弱く、しかも、細胞の外側を覆っている不飽和脂肪酸の脂肪質が、活性酸素の攻撃を受けて酸化してしまい過酸化脂質に変化してしまうのです。その結果、角質層の保湿機能が弱まって皮膚が乾いていまうのです。

活性酸素が増えるのは環境汚染ばかりではありません。食品添加物や残留農薬などからの化学物質が食事で体内に摂り込まれて活性酸素が発生します。こうして細胞がどんどん酸化されアトピー性皮膚炎はさらに悪化していくのです。

アトピー性皮膚炎を改善するには

アトピー性皮膚炎は生活環境と密接につながりがあります。従ってなにが原因でアレルギーを起こしているのか、アレルゲンの特定が肝心です。

そして体内の過酸化脂質を増やさないように、活性酸素を出来るかぎり発生させない生活環境を整えることです。

また、食生活の改善も大変重要です。そのためには、できるかぎり脂肪分の摂取量を減らし、ビタミン、ミネラル類をしっかり摂り、食物繊維の多い食品を摂取するよう心掛けることです。またどうしても不足する栄養素はサプリメント（栄養補助食品）で補えばいいと思います。

【白内障】

人は年をとってくると、どうしても避けられない病気があります。老人性白内障もその一つです。

白内障は目の中でレンズの役割をしている水晶体が、若いときには完全に透明なのが、老齢化とともに濁ってくる病気です。

私達は、年をとるとともに、シミやしわが出てきますし、髪の毛も薄くなり白髪になります。これと同じように目も水晶体がしだいに濁って白内障になります。

ある調査によりますと日本人は四〇代で二〇、三〇％、五〇代で四三、四％の人に白内障の傾向がみられたとのことです。

眼球を通して入ってきた光は、水晶体というレンズをとおして目の奥にある網膜で受け止めます。網膜はカメラにたとえるとフィルムにあたり、網膜の視神経で映像をとらえます。

このレンズに濁りが生じると、光の屈折が正常に起こらなくなり、物が正確に見れなくなったり、ぼやけた状態になります。この状態が進行すると水晶全体が白く濁って視力が失われ、最後には失明します。

白内障は目が活性酸素に攻撃されて起こる

人は目で物を見ているのですから、常に光にさらされていることになります。したがって、屋外にいるときは、いつも紫外線にさらされているということです。

紫外線は水分に反応して活性酸素を発生させます。つまり目は常に活性酸素の危険にさらされているということなのです。しかもこのとき出来る活性酸素は「一重項酸素」といってとても悪質な性格をしており、皮膚ガンを引き起こす活性酸素だともいわれています。

水晶体にはビタミンCが多く含まれており、ビタミンCは活性酸素を除去する抗酸化力があります。

また、眼球にはもともと不飽和脂肪酸という酸化しやすい脂肪が多くあり、活性酸素によって酸化されると、過酸化脂質に変わります。この酸化されるのを防ぐための酵素も眼球には備わっています。

ところが、年をとるにつれてビタミンCが不足し、抗酸化酵素をつくる能力が衰え減少します。したがって活性酸素によって細胞が破壊された白内障を引き起こすのです。

白内障は、高齢化とともに誰もが罹る病気ですから防ぐことはできないかも知れません。しかし、白内障にならないため、少しでも先に延ばすための予防は可能です。

まず直射日光を避けることです。出来るかぎり紫外線を直接浴びないように心掛けることが大事です。

次にビタミンA、C、Eなどの抗酸化力のある栄養素を大量に摂るように日頃から心掛けることです。最近は「ブルーベリー」等、目に良いといわれる植物栄養素も製品化されています。

【老人性痴呆症】

日本の平均寿命は八〇、九歳で今や世界一の長寿国家です。人生八〇年代を迎えて元気な老人が大勢おられることは大変喜ばしいことです。

三〇年ぐらい前では、六〇歳代で老人というイメージがありましたし、ましてや七〇歳代ともなりますと、腰が曲がって、耳も少し遠くなり、縁側で孫の相手をしながら、猫を膝に抱えて一日を過ごす、こんな姿が目に浮かんできます。

昔の日本では七〇歳になれば「古稀」のお祝いを、家族、親戚中が集まっておこないました。「人生わずか五〇年」と言った時代ですから、七〇歳は大変長生きの部類に入りました。

「古稀」とは昔、中国に「杜甫」という詩人がいて「人生七〇年古来稀なり」と詩いました。昔はそれほど七〇歳まで生きることは稀だったのです。

さて、昨今の六〇歳、七〇歳代の方達はどうでしょう。とても元気な人達が大勢おられます。腰の曲がったお年寄りはあまり見かけません。それどころか、うっかりすると若い世代のほうが負けるぐらいに元気なお年寄りが大勢おられます。ハイキングや山登りに出かけたり、毎週末になるとテニスやゴルフを楽しんでいる夫婦。年に一度や二度は海外旅行を楽しまれる人と、とてもじゃないですが、〝老人〟なんて感じさせません。ですから今の六〇歳、七〇歳代の人は、一昔前とくらべて十歳は若いという気がします。

でも喜んでばかりいられません。元気に家族と一緒に健康な老後を楽しんでいる老人ばかりではありません。

老人性痴呆症は増えている

なんらかの病に侵されて、誰かの介護なしでは生きていけない老人の数もここ四〜五年は毎年増加し続けています。

ＷＨＯ（世界保健機構）が今年（二〇〇〇年）六月に発表したところによりますと日本の健康寿命は七〇、四歳です。平均寿命が八〇、九歳ですから、その差の六、五歳は家族や周りの人の介護を受けながら生き長らえているということです。

厚生省の調査データーによりますと、「寝たきり老人」が一〇〇万人、「痴呆老人」が一二〇万人で合わせて二二〇万人になるということです。この二二〇万人を含めて、今年四月から導入された介護保険の申請者は二五〇万人になるそうです。

今や二〇人に一人は〝老人性痴呆症〟になるといわれています。

老化とは血管が老化することである

確かに人は年齢とともに老化し、いずれは死ぬ運命にあります。でも毎年毎年、年齢を積み重ねていくことだけが老化するということなのでしょうか。老化を止めることは出来なくても、少しでも遅らせることは出来ないのでしょうか。

じつは人間の体が老化していくのは、健康な体を維持していた六〇兆個からなる細胞が破壊され減少していくことなのです。

なかでも血管を構成している細胞の老化の進行が早ければ早いほどその人の老化の速度は増します。ですから「老化」ということはなにも高年令者だけに当てはまる言葉ではありません。

現在では四〇、五〇歳どころか二〇、三〇歳代でも血管が硬化しボロボロの人がいます。こういう人たちはすでに六〇歳、七〇歳代の人と同じ血管になってしまっているのです。まさに老化現象を起こしているのです。

成人病が生活習慣病という名称に変わったのもまさにこういうことなのです。

活性酸素が血管を老化させる

老人性痴呆症には二つのタイプがあります。

◎脳血管性痴呆

脳の血管が老化することにより起こります。人は年とともに動脈は硬くもろくなります。しかもコレステロールや中性脂肪が血管の壁に付着して狭くなり、血液の循環が悪くなります。

その結果血管が破れて出血し脳を圧迫します（脳内出血、くも膜下出血）。また血管が詰まって脳細胞の一部が壊死してしまいます（脳梗塞）。そして記憶を司どる脳細胞などがダメージを受けると呆け症状が後遺症として現れるのです。

◎アルツハイマー病

この病気は一九〇六年にドイツの精神医学者であるアルツハイマーによって発見された病気です。

初期はいずれの場合も物忘れがひどくなり、自分が今何処にいるのか、なにをしようとしているのかもわからなくなるほどの記憶障害や意識障害を引き起こします。

脳血管性痴呆と違うところは、半身付随などの運動機能が冒されることはない。

この病気の特徴は一度罹ると物忘れなどの症状がどんどん進行していくということである。

人間は年をとってくると誰でも顔にしわが出来たり、頭髪が薄くなってきたりします。脳の中も同じように老化現象が起こります。

脳の神経細胞が萎縮し脳の中がスカスカになり、「神経源繊維」というたんぱく質が分解されずに増えてきます。これが記憶などをつかさどる神経細胞の正常な働きを阻害するのではないかと考えられています。

もう一つの理由が「老人斑」です。皮膚にできるシミと同じように変質した色素が沈着したものです。この老人班が異常に増えるのです。

この老人斑は細胞の脂肪が活性酸素によって酸化され変性したものです。もともと脳の細胞は不飽和脂肪酸という酸化されやすい脂肪が多く使われているのです。

動脈硬化が活性酸素によって引き起こされることは以前にも「動脈硬化」のところで詳しく述べましたが、いずれにしましても「老人性痴呆」にも活性酸素が深く関わっていることは明確です。

「痴呆」の予防はできるのか？

結論から言えば、完全な予防は無理かも知れません。人が老化していくのは摂理です。不老長寿の薬でも出来ない限り誰もが年をとってゆき、やがては死を迎えるのです。

しかし、老化を少しでも先に延ばすことは可能かも知れません。できる限り健康を維持し、寿命がくるまではピンピン元気に暮らして、コロリと亡くなる。

こんな人生をまっとうするための予防法は唯一つ、あなた自身の生活習慣です。

次に挙げるのは英国の医学者が提唱した**「平均寿命を延ばすための七つの生活習慣」**です。いずれもそんなに難しいことではありません。もし、この簡単なことが守れないようでしたら、あなたはあきらめて「呆ける」のを覚悟することです。
①　三度の食事を、時間どおりにきちんと食べて、間食は一切しないこと
②　朝食は必ず毎日食べること
③　運動を適度に、週に二、三回は続けること
④　睡眠は毎晩七、八時間をとること
⑤　たばこを吸わないこと
⑥　アルコールは飲まないか、飲んでも適当にやめることができること
⑦　適当な体重を維持すること

第四章　活性酸素の発生要因

☆地球に酸素が発生したのは二五億年前

私達人間はもちろんのことこの地球に生息する生物は、酸素がなくては生きてゆくことが出来ません。

しかし、いまから四五億年前に地球が誕生した時には、酸素はなかったのです。地球が誕生した当時は二酸化炭素と水蒸気に覆われ、大気は炭酸ガスと窒素ガスが充満していました。

地球上に最初に誕生して生命体は細菌と植物の中間のような単細胞生物で、炭素を必要としない嫌気性生物でした。そして二五億年前ごろから海水中の炭酸ガスから栄養分をとり、光合成によって酸素を作り出すらん藻類が現れました。

長い年月をかけてしだいに地球上に酸素が満たされていくにしたがって、嫌気性生物は滅亡していき、変わって好気性生物が増えていきました。

つまり、嫌気性生物にとっては酸素は猛毒であり、その酸素と紫外線によって大気中に活性酸素がつくり出され、それが物質を酸化し違う物質に変化させていったのです。

その後酸素は増え続けて、地球の表面にオゾン層を形成し紫外線から生物を守り、理想的な地球環境を創り出し地球の繁栄につながっていくのです。

人間も体内で活性酸素を発生させている

私達人間も好気性生物です。好気性生物は、酸素を利用してブドウ糖やたんぱく質を分解しエネルギーをつくりだしています。

人間の場合は細胞の中にいるミトコンドリアが酸素を使って栄養素を分解しエネルギーを生成しているのです。このエネルギーを生成するときに活性酸素が発生するのです。

したがって、人が生活していくのに消費するエネルギーが多ければ多いほど、活性酸素も多くなります。ということは、私達人間も含めて動物が活発に活動をすればするほど活性酸素の攻撃の的になり細胞は破壊されるのです。

どちらのハエが長生きしますか

左図のように大小二つの籠の中でハエを飼ったとします。大きい籠の容積は三〇リットル、小さい籠の容積は三〇〇ミリリットルです。そして、両方の籠に同じ数のハエを入れます。

さてどちらの籠で飼育されているハエの方が長生きするでしょうか?

正解は小さい籠で飼育されたハエのほうです。

一見したところ、小さい籠のほうは狭くて、あまり自由に飛びまわれませんのでストレスが大いに溜まりそうです。一方の大きい籠の方は思いっきり自由に飛びまわれます。だ

活性酸素はこんな時発生する

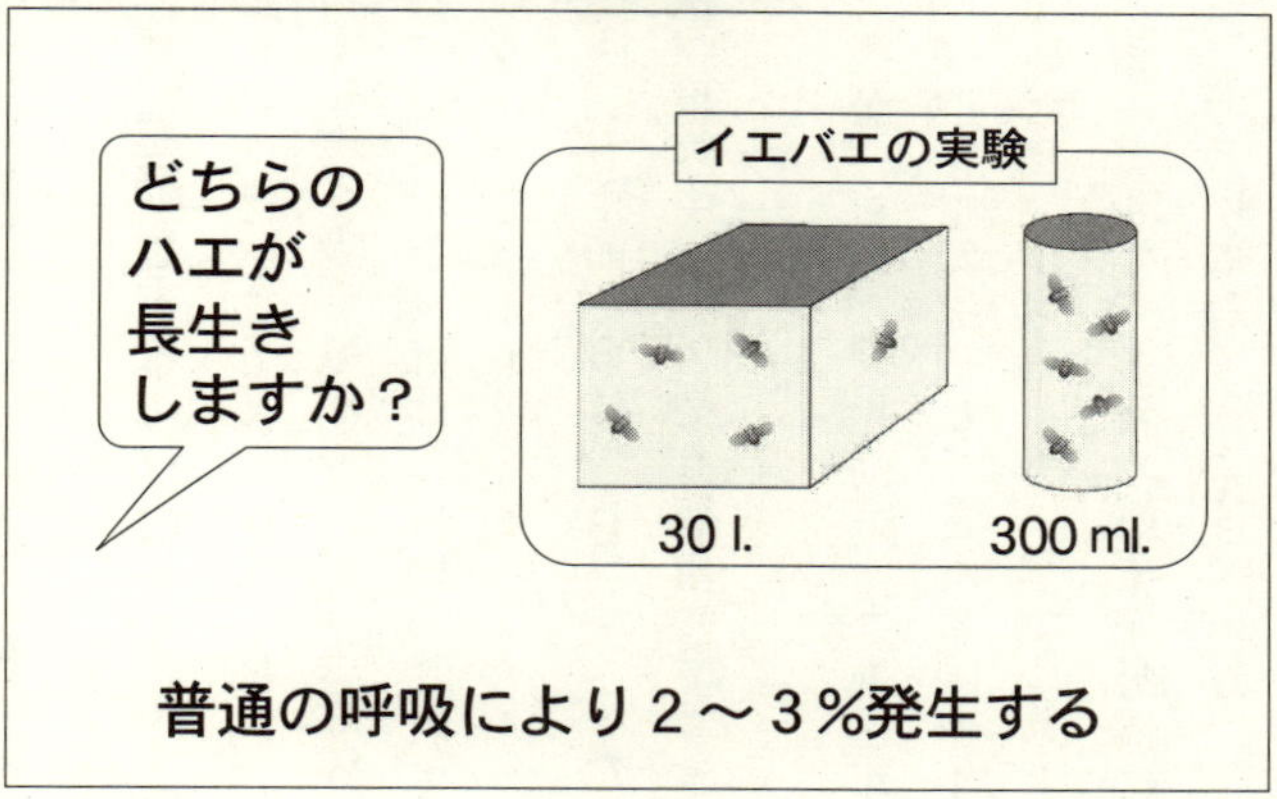
どちらのハエが長生きしますか？
イエバエの実験
30 l.
300 ml.
普通の呼吸により２～３％発生する

けどその分運動量は多くなり、酸素の消費量も当然多くなります。酸素消費量が多いということは、それだけ活性酸素も大量に発生しています。したがって活性酸素の影響を大きく受けます。逆に小さい籠の方は運動量も少なく、活性酸素の被害も少なくてすむからです。

同じような質問ですが「鯛とマグロ」ではどちらが長生きするでしょうか。

一見大きなマグロの方が長生きするような気がしますが、実は鯛のほうが長生きなんです。マグロは太平洋をものすごいスピードで一生の間泳ぎ回っていますから酸素の消費量も大量です。それにひきかえ鯛のほうは、近海の海をのんびり泳いでいますので、酸素消費量も少ないのです。

☆活性酸素はこんな時に大量発生する

(1)激しい運動をする〝プロスポーツ選手〟は短命か?

人は普通に呼吸をしていても、体内に入った酸素の二~三%は活性酸素になります。したがって酸素を吸う量が多ければ当然体内での活性酸素の量は増えます。

これまでスポーツは体に良いとされてきましたし、私達もスポーツ選手はみんな健康優良児で病気などとは無縁だというイメージを抱いてきました。ところがそうではないことが約十四、五年前からはっきりしてきたのです。

現在、世界中でいつでも簡単にできて、体に良いということでジョギングが大変な人気を呼んでいます。

ところが、もう一〇年前(一九九〇年)になりますが、このジョギングを自身も実践しながら、世界中に提唱してきた米国のj・フィックス氏がジョギング中に五二歳の若さで突然死したというショッキングなニュースが報道されました。この死因は長年にわたるジョギングによって、多量の酸素を身体にとり込み、それによって細胞が活性酸素に破壊されたことだといわれています。

日本のプロスポーツ選手の平均寿命は六十七歳といわれています。

▼日本のプロスポーツの中で一番短命なスポーツは何だと思われますか？

実は日本の国技である〝相撲〟なのです。相撲取りは朝早くからかなり厳しく、激しい稽古を何時間もおこないます。終われば食事ですが、彼らの食べる量は生半可な量ではありません。おそらく我々の三、四倍のカロリーを一度にとっているのではないでしょうか。

そして食後は午睡です。これを三六五日繰り返しているのですから太るはずです。まるで人間フォアグラを生産しているようではありませんか。少し言いすぎたかも知れませんがいずれにしましても身体にかなりの負担がかかっていることは事実です。

相撲取りの平均寿命は五十七歳だそうです。

▼ある国立大学で卒業生三千人あまりの追跡調査をした結果、体育学系の人は文科系にくらべて六歳も寿命が短いというデーターが報告されました。

確かに身体は鍛えることにより、筋力もつき、パワーも生まれます。呼吸循環機能は増大しますし、持久力も増加します。

しかし、マラソンや重量挙げなどの激しい無酸素運動は多量の酸素を消費しますし、疲労物質である乳酸を溜めることになり、却って多量の活性酸素を発生させます。ですから日頃の運動は心地よい疲労感が残る程度のウォーキングのような〝有酸素運動〟をするのが身体にとって最も効果的です。

(2) 水道水の塩素が怖い

世界中で〝日本よりも水が美味しい国〟はない。水道水を安心して飲めるのは日本ぐらいだと、つい最近まで思っていました。ところがその日本の〝水〟があやしくなってきたようです。

人は〝水がなくては生きてはいけません。人の身体の約七〇%は水分です。人は普通一日約二リットルの水を飲み、二リットルの水を排泄します。血液とともに体内を巡り、老廃物を尿として体外に排出しているのです。まさに水は人の命そのものなのです。だからこそ、人は本当にきれいな、良い水を飲まねばならないのです。

ところが、この〝水〟が現在、環境汚染などで最悪の状態なのです。今、日本の水道水は水質の悪化にともない入れる塩素の量が、二〇年前に比べ約一〇倍の量に達しているとのことです。もちろん私達が家庭で安全な水を飲むためには塩素殺菌がいかに重要であるかということは百も承知しています。

しかし、塩素は私達の体に大変な影響を与えています。

▼塩素はビタミン類を破壊する

飲料水として重要な役割を担っている水道水は安全性が最低条件であり、最優先されるべきです。いくらきれいな原水を使っていても、多くの微生物やバクテリアが混入することは避けられません。赤痢菌、やコレラ菌が繁殖する可能性は避けられません。したがって、最小限の塩素の投入は避けられません。

しかし塩素を投入することにより水道水は独特の臭気や味覚を損なうだけではなく人体にいろいろ影響をもたらします。

実は、塩素はビタミン類を破壊します。特にビタミンC、ビタミンB_1、ビタミンB_2を破壊します。もともとビタミンB群は水溶性ですので、水で洗うだけでもある程度は失われますが、水道水に含まれる塩素は酸化力が強いため一気にビタミン類を破壊します。

せっかく私達が食事やサプリメントでビタミン類を摂っても水道水の水を使えば、そのほとんどが体内に吸収される前に失われているのです。

▼塩素によって偶然にできる〝トリハロメタン〟

今、水道水で一番問題になっているのが、発ガン性物質であるトリハロメタンです。一九七四年に米国で、ミシシッピー川を水源として使用していたニューオリンズの住民にガンの発症が異常に高いことが判明しました。

州政府が調査したところ、水道水にトリハロメタンが一リットル中に一一三ｐｐｂも含まれていることが判りました。この数値はＷＨＯ（世界保健機構）の基準値三〇ｐｐｂを大幅に上まわっています。

この原因はミシシッピー川の水質汚染がひどくなったため、塩素の投入が増加したことにあることが判明しました。

塩素自体は赤痢菌などの細菌やバクテリア菌を殺菌してくれるのですから、安全な水を供給するためにも必要なのです。

問題は塩素が水の中に混じっている有機物や臭素と結びつくことによって偶然に「トリハロメタン」という発ガン性物質が出来るということなのです。しかも厄介なことにこのトリハロメタンは脂肪に溶けやすく蓄積性があるということです。少しずつ長い年月をかけて細胞の中に蓄積されていくのです。

現在、日本では水道水に含まれるトリハロメタンの基準値をＷＨＯの二倍の数値に定めています。

(3) 過度の飲酒は百害あって一利無し

昔から酒は「百薬の長」とか「百害あって一利あり」といわれています。

アルコールには鎮痛、麻酔作用があることは古くから知られており、医学的にも利用されてきました。とはいえ本来のアルコールの主要な目的は人が社会生活を円滑に営むうえでの潤滑油としての役割です。

日頃あまりお酒を飲まない人でも、少し疲れているときなどに、寝酒をすると、翌日の目覚めが爽やかであったり、少々嫌なことがあったときなどに適量に飲む酒はストレス解消に役立ちます。

厚生省が一九九九年九月に発表しました調査（国立ガンセンターにて実施）によりますと、一日当たり日本酒で一合以下の飲酒量である人は、全くお酒を飲まない人に比べて死亡率が低いということが一九九〇年～九六年の調査で分ったということです。もちろん毎日多量のお酒を飲んでいる人には縁のない話です。

百二十歳という日本の長寿記録を作った徳之島の泉重千代さんは、お湯で薄めた焼酎一合を毎晩飲んでおられたそうです。どうやら、少量を楽しみながら飲むのが長生きするためのコツのようです。因みに日本酒で二日に二合ぐらいが最もベストだとのことです。

ところで、アルコール飲料のほとんどに栄養はありません、カロリーだけの飲み物です。

少量のアルコールは血行を良くし、善玉コレステロールを増やします。

しかし、飲みすぎますと中性脂肪となって肝臓内に蓄積され〝脂肪肝の原因〟となります。

どのくらいが適量かといいますと、多少個人差はありますが、一日当たり　・日本酒――――一合
・ビール―――大ビン一本
・ウイスキー――シングル二杯
・ワイン―――ワイングラス一杯

ぐらいが最も適量だとされています。

肝臓で代謝されるときに活性酸素が発生する

口から取り入れられたアルコールは、胃や腸では消化・吸収されずに、直接血液中に入り、肝臓へ運ばれます。肝臓ではアルコールは体外からの異物として解毒（代謝）されます。この時に活性酸素が発生するのです。

肝臓に吸収されたアルコールはまず中間代謝産物の〝アセトアルデヒド〟となります。そしてアセトアルデヒド脱水素酵素（ＡＬＤＨ）によって分解され酢酸となります。**この分解する過程で活性酸素が発生するのです。**

酢酸は大部分が肝臓外へ放出され、最終的には二酸化炭素と水に分解されて排出されます。

飲みすぎて、翌朝二日酔いになり頭が痛むのは、アセトアルデヒドが完全に分解されず血液中に残るため、その毒性が影響を与えているのです。

人間の脳細胞の数は、大脳が一四〇億個、小脳が一〇〇〇億個、合計で一一四〇億個あるそうです。もっともほとんどの人は、その内七〇%の脳細胞が眠ったままで一生を終えるそうです。しかも二〇歳を過ぎると毎日一〇万個は死んでいくそうです。これが、二日酔いをすると一五〇万個～二〇〇万個ぐらいが死んでいくのです。

二日酔いを予防するためには、日頃から肝機能を高めるように心掛け、良質のたんぱく質を摂ることです。また飲む前にビタミンB_1、ビタミンCを摂っておくとよいそうです。

(4) それでも〝たばこ〟を吸いますか

たばこがどれほど身体に害があるかは周知の事実ですが、特にたばこと肺がんについてはあまりにもよく知られています。その証拠に外国のたばこの箱には「喫煙は肺がんを引き起こす」と明記されてます。

たばこに関連する病気で死亡した人の数は一年間で世界では約三三〇万人、日本では約十一万人といわれています。

たばこによる肺がんの発生危険率は喫煙本数や喫煙開始年齢、喫煙期間などによって左右されます。

十八歳未満で吸い始め、しかも一日二五本以上吸うヘビースモーカーは吸わない人の一〇倍以上の確率で肺がんになるといわれています。

二〇二五年には一〇〇〇万人の人々がたばこによる病気で死亡する。

これは、一九九九年の世界禁煙デーでＷＨＯ（世界保健機構）が発表したものですが、世界の成人人口の三分の一にあたる十一億人（うち女性二億人）が喫煙者だということです。そして現在たばこにより、年間三五〇万人（一日一万人）が死亡しており、そのうち一〇〇〇万人は発展途上国の人々だそうです。

将来、たばこによる死亡者は、二〇二五年には一〇〇〇万人に達し、疾病・死亡の主要な原因になると予測しています。

日本でも最近この傾向が顕著に現れてきています。

平成四年に厚生省が発表したデーターによりますと、現在肺がんが、がん死亡の中でトップとなり、これからもますます増加していくと予測されています。これは日本の喫煙率が四〇年前（昭和三五年）にもっとも高くなったことが、今まさに結果として表れてきているといえます。（一九六六年日本の男性喫煙率は八四％——日本たばこ産業調べ）

一日二〇本以上を二五年以上吸いつづけると間違いなく肺がんになるというデーターも

米国では発表されております。

日本では、この一〇年間で若い女性と未成年者の喫煙率が急増しています。

それにともなって女性の肺がん、乳がんの死亡率も増加しております。

▼特に女性の場合妊娠したときの胎児への悪影響は明らかであり、胎児の発育に大きなリスクがともなうことは避けられない事実です。たばこに含まれているニコチンは血管を収縮し細くします。その結果母親から胎児へ送られる血液量が少なくなり、酸素や栄養が充分いきわたりません。しかも、血液中にたばこの一酸化炭素が増加し、その分酸素が不足し胎児の発育に大きく影響します。

このことから妊娠中の喫煙は、流産のリスクが高くなったり、出生児の体重が減少したり、場合によっては先天性異常児の出産にもつながってきます。

▼未成年で、特に十六歳未満で吸い始めた人は、ニコチン依存度が強く将来禁煙しにくいという報告があります。

また、成長期に吸い始めると、咳や痰がでやすくなり、運動時も息切れしやすくなります。血管の老化も早い時期から起こり、動脈硬化になり循環器を患うことになります。

当然がんやその他の病気で死亡する危険率は高くなります。因みに喫煙総量が同じくらいでも三〇歳で吸いはじめた人に比べ、十九歳以下で吸い始めた人の肺がん危険度は三倍も差があるということです。

たばこは活性酸素を大量に発生させる

たばこは「百害あって一利なし」です。非常に多くの有害物質が含まれていますが、中でも最大の害は活性酸素です。

▼たばこの中には、ニトロソアミンやアンモニア、一酸化炭素、カドミウム、ニコチン、タール等、約二〇〇種類以上の有害物質と活性酸素である過酸化水素が含まれています。そしてこれら有害物質が肺に入ると、この異物を取り除こうとして大量の活性酸素が発生します。この活性酸素が肺胞壁などの細胞を破壊し、やがては肺機能が衰えて、肺気腫や肺がんを発症させるのです。

▼喫煙は体内のビタミンCを破壊してしまいます。ビタミンCが不足すると、免疫力が低下して感染症などに罹りやすくなりますし、風も引きやすくなります。

▼ビタミンCは抗酸化物質ですから、不足すると活性酸素を増やすことにもなります。

一日のビタミンCの必要量は一〇〇㎎ですが、一日二〇本以上たばこを吸う人は一日で五〇〇㎎のビタミンCが必要だとも言われています。

ビタミンCは肌にとっても必要不可欠です。メラミン色素の代謝にビタミンCは深く関与しています。喫煙者はメラミン色素が沈着しやすくなり、シミ、ソバカスの原因になります。特に黒ずんだり、しわ、シミをもっとも気にする女性にとって、たばこがどれほど肌に悪影響を及ぼしているのかをもう一度考えてみてはいかがですか。

主流煙より副流煙がこわい

たばこの煙には二種類あります。喫煙者本人が吸う主流煙とたばこの先から立ち上がっている副流煙です。実はこの副流煙のほうが有害物質を圧倒的に出すのです。

主流煙には四〇〇〇種類の化学物質と、二〇〇種類の有害物質が含まれていますが、副流煙にはその倍以上の有害物質が含まれています。

主流煙は酸性ですが、副流煙はアルカリ性で刺激も強いのです。たばこの煙が臭うのは、煙に含まれているアンモニアなどの刺激によるものです。

仮に、あなたがたばこを吸わなくても、喫煙者の傍にいるだけで、会議で長時間喫煙者

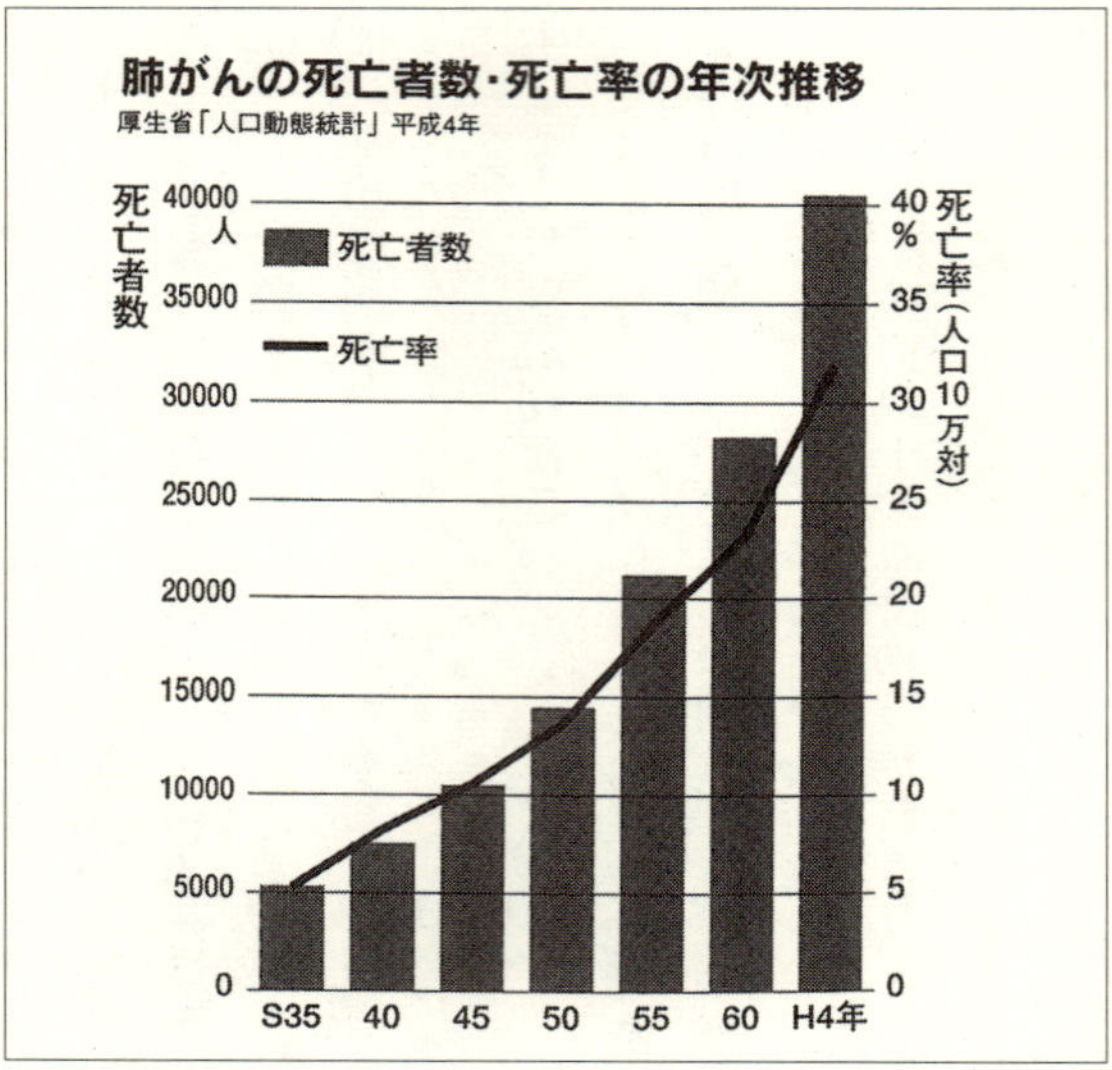
肺がんの死亡者数・死亡率の年次推移
厚生省「人口動態統計」平成4年
死亡者数
40000人
35000
30000
25000
20000
15000
10000
5000
0
死亡者数
死亡率
S35 40 45 50 55 60 H4年
40%
35
30
25
20
15
10
5
0
死亡率（人口10万対）

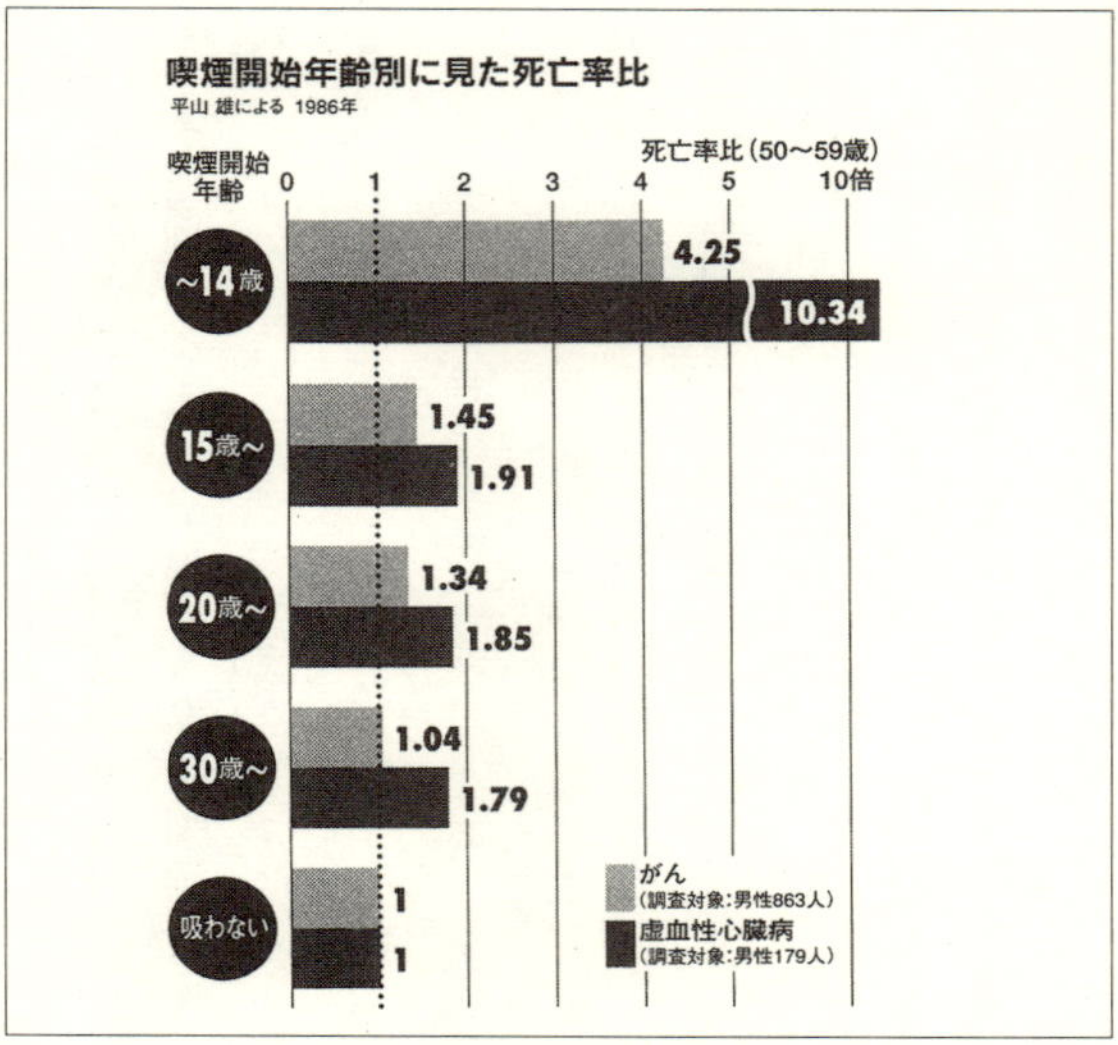
喫煙開始年齢別に見た死亡率比
平山 雄による 1986年
死亡率比（50〜59歳）
喫煙開始年齢
0 1 2 3 4 5 10倍
〜14歳
4.25
10.34
15歳〜
1.45
1.91
20歳〜
1.34
1.85
30歳〜
1.04
1.79
吸わない
1
1
がん
（調査対象：男性863人）
虚血性心臓病
（調査対象：男性179人）

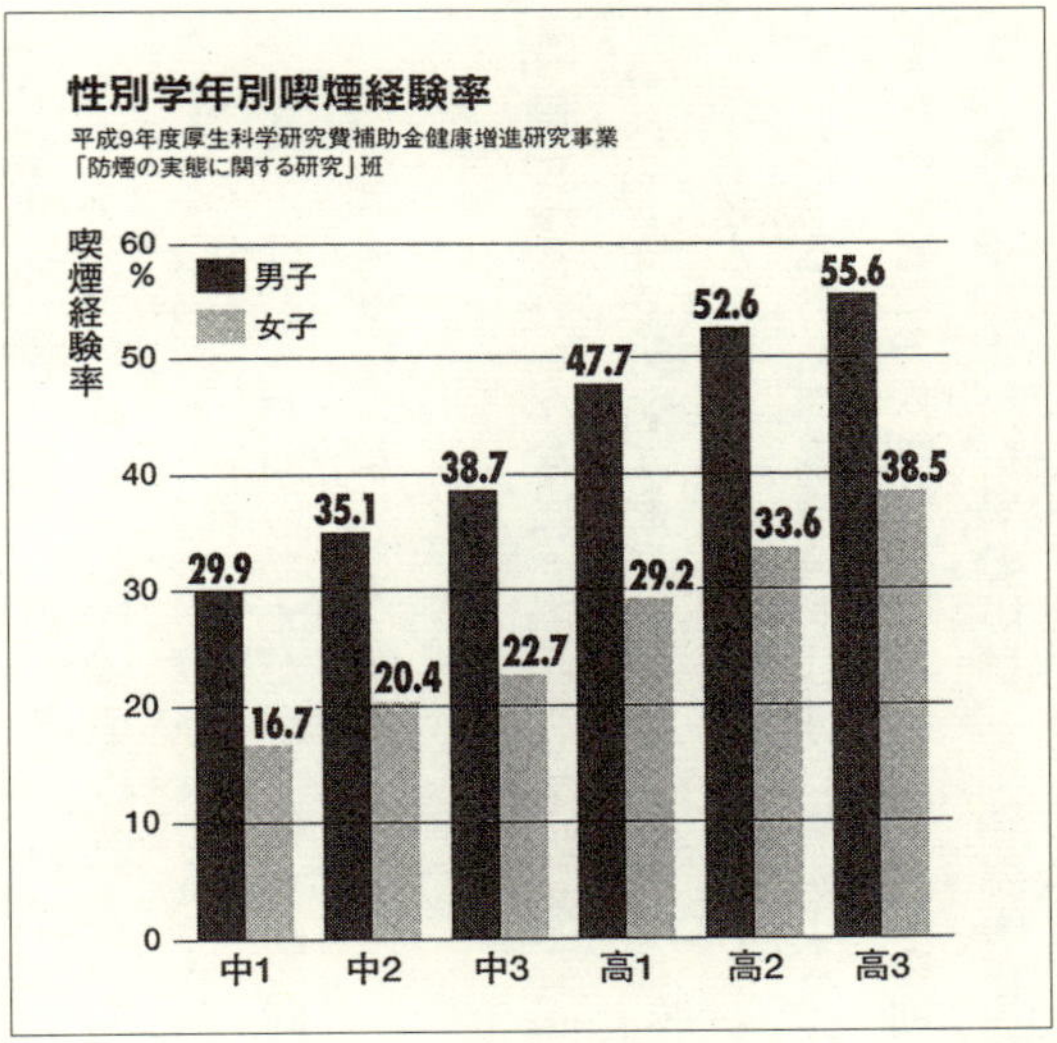

性別学年別喫煙経験率
平成9年度厚生科学研究費補助金健康増進研究事業
「防煙の実態に関する研究」班

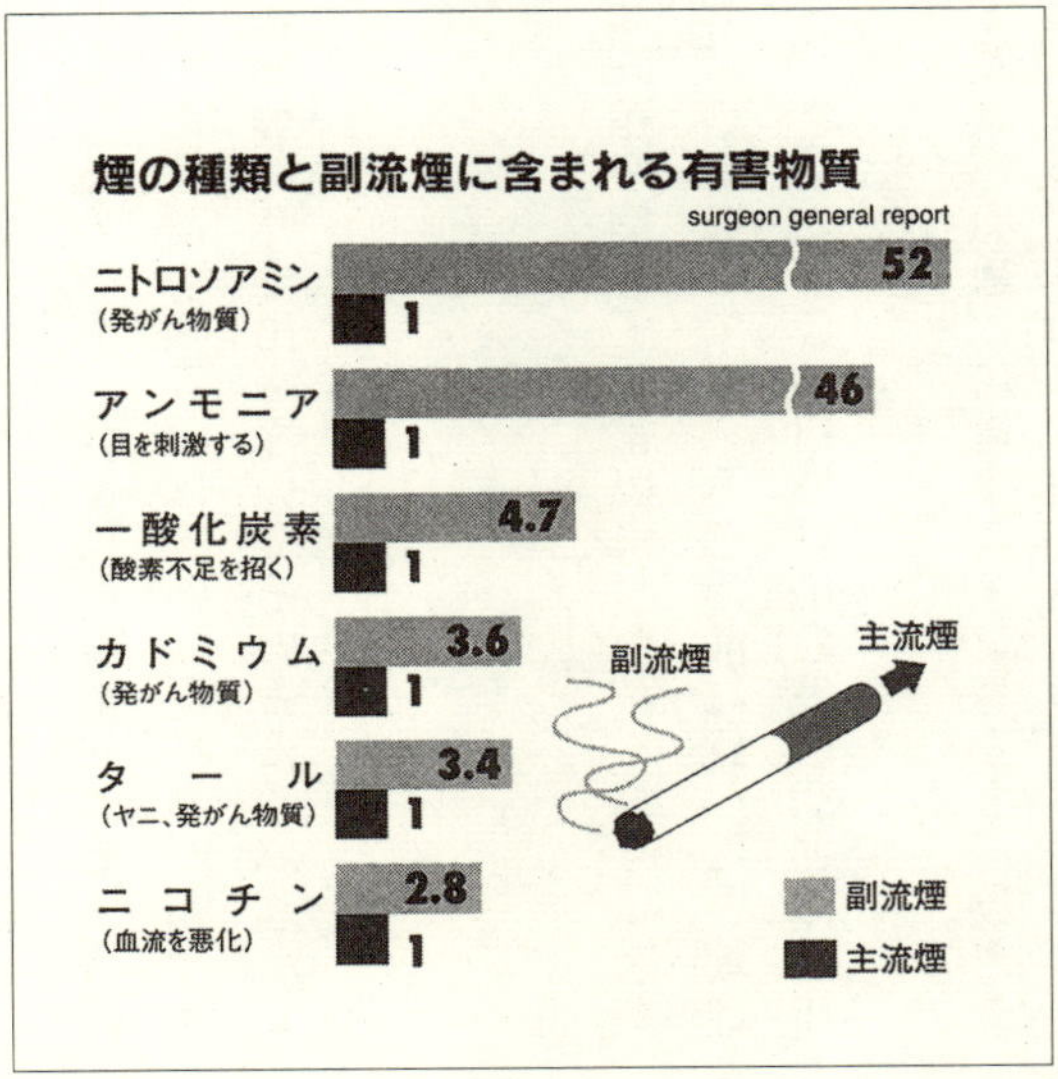

煙の種類と副流煙に含まれる有害物質
surgeon general report

と同席しているだけで、あなたは実は多量にたばこを吸っているのと同じです。副流煙が目、鼻、喉の粘膜を刺激し細胞を傷つけます。そればかりか、ニコチンの影響で血管も収縮し、血の流れも悪くなります。活性酸素も体内で増加することになるのです。

ですから、私はいつも喫煙者の方にお願いしているのです。我々に禁煙権があるようにたばこを吸われる方にも喫煙権はあるでしょう、たばこを吸うのはその人自身の問題ですから。だけど「お願いですから、吸ったたばこの煙は吐き出さないでそのまま飲み込んでいただけませんでしょうか？」

(5) 地球環境こんなにも悪化している

二一世紀を迎えて私達人間は世界中で深刻な問題を抱えてしまいました。それは私達が生活を営んでいる地球の環境が余りにも激変していることです。五〇年前に比べると地球上における自然環境の破壊は目を覆うばかりです。しかもこの自然環境の破壊活動は現在も止まるどころか加速度的に悪化の一途を辿っています。

大気汚染やオゾン層の破壊、地球温暖化による異常気象、環境ホルモン等……と数えあげているときりがありません。この状態が続いていくと間違いなく地球は二一世紀に破滅し人類は滅亡するでしょう。今、世界中の人々が地球規模で真剣にこの問題に取り組まないと地球は救えません。そこまで私達は追い込まれているのが実態です。

そしてこれらの環境汚染は大変な勢いで人の健康を蝕み、損なっているのが実態です。

人が作り出した化学物質による環境汚染は大量の活性酸素を発生させ、その結果人体は汚染され、さまざまな病気に犯されているのです。

次に、地球の自然環境を破壊している汚染物質がどれほどあるか、具体例を挙げて見ました。

▼工場から排出される有害物質

一九六四年に東京オリンピックが開催された頃から日本経済は高度成長期に向かって突入していきました。その高度成長の原動力となったのが重化学工業です。しかし日本の工業地帯が発展するにつれて大気汚染が大変な社会問題となりました。多種多様な工場から排出される有害物質によって、これまで数多くの人々が被害に遭い亡くなったり、長い闘病生活を余儀なくされました。

※一九六〇年頃から発生した四日市公害。これは石油精製、石油化学工場からなる一大石油コンビナートから排出する大気汚染物質です。石炭、石油の燃焼によって酸化されて発生する二酸化硫黄（亜硫酸ガス）や硫酸ミストが大量に発生し四日市を中心とした地

域が汚染され、ぜん息や気管支炎が多発しました。
※一九五五年前後に発生した熊本県における水俣病。この原因がチッソ水俣工場から排出された有機水銀であると正式に判断され、政府が発表したのは一〇年も経ってからです。
そのために大勢の患者が歩行障害や言語障害で長年苦しむ結果となりました。

▼自動車の排気ガス

二〇〇〇年六月東京都の石原知事は「東京の大気汚染が改善されない大きな原因は自動車にある」とし大幅な自動車排出ガス規制対策を従来の予定より早め、二〇〇三年より実施すると発表しました。

とくに、大気汚染物質とされる窒素酸化物（NOx）や粒子状物質（PM）についてはディーゼル車の影響が非常に大きいことが一番の問題であるとしている。

しかし日本の排出ガス規制は、これまで欧米に比べるとNOxに重点がおかれ、PMに関しての対策が遅れていました。

この「PM」という物質は大気汚染物質のひとつで、ディーゼル車から比較的多く排出されています。発ガン性のある物質が含まれており、気管支ぜん息や花粉症などの原因物質だとされています。

◎東京都は自動車排出ガス対策においての緊急課題はこの〝ＰＭ削減〟の強化であるとし、

①新車に関しては、「新しい排出ガス規制」を二〇〇五年度から適用する。

この新しい排出ガス規制は「ＰＭ排出基準をユーロ４と同等程度に厳しくする」。

また、試験走行モードを都内実行モードとする。

そして新しい基準を満たす新車を、二〇〇三年から供給する。

※ユーロ４とはＥＵＩにおいて二〇〇五年（平成一七年）から適用されるディーゼル車排出ガス規制の基準値（0.02g/kwh）

②ディーゼル車に対してはＰＭ除去装置の装着を義務化する方針を打ちだした。

③軽油に関しても軽油中の硫黄分等の規制を強化するとともに、規制に適合した軽油（硫黄分：五〇〇ｐｐｍ↓五〇ｐｐｍ）を早期に供給するように石油メーカーに要請する。

以上の対策を提案し、仮に国の対応が遅れるようであれば東京都独自で実施していくとしています。

※ディーゼル車に対する独自の排ガス規制などを盛り込んだ東京都の「環境確保条例」は二〇〇〇年一二月十五日に東京都議会本会議で可決、成立した。二〇〇三年十月より実施される。

◎大気汚染を引き起こす原因物質は主なものだけでもこれぐらいあります。

①黄酸化物（SOx）　→二酸化硫黄（SO_2）

石油、石炭などの燃焼中の硫黄分が、燃焼によって酸化され発生します。呼吸器の気道を刺激するため、汚染がひどい地域で生活していると慢性気管支炎やぜん息性気管支炎を起こす。また、酸性雨の原因物質の一つです。

②一酸化炭素（CO）

燃料などの不完全燃焼によって発生します。多くは自動車から排出されますが工場、事業場等からも排出されます。血液中のヘモグロビンと結合して血液が酸素を運搬する機能を阻害します。汚染がひどくなると、めまい、全身倦怠などを生じます。

都内の浮遊粒子状物質の発生源別寄与率（全浮遊粒子状物質）

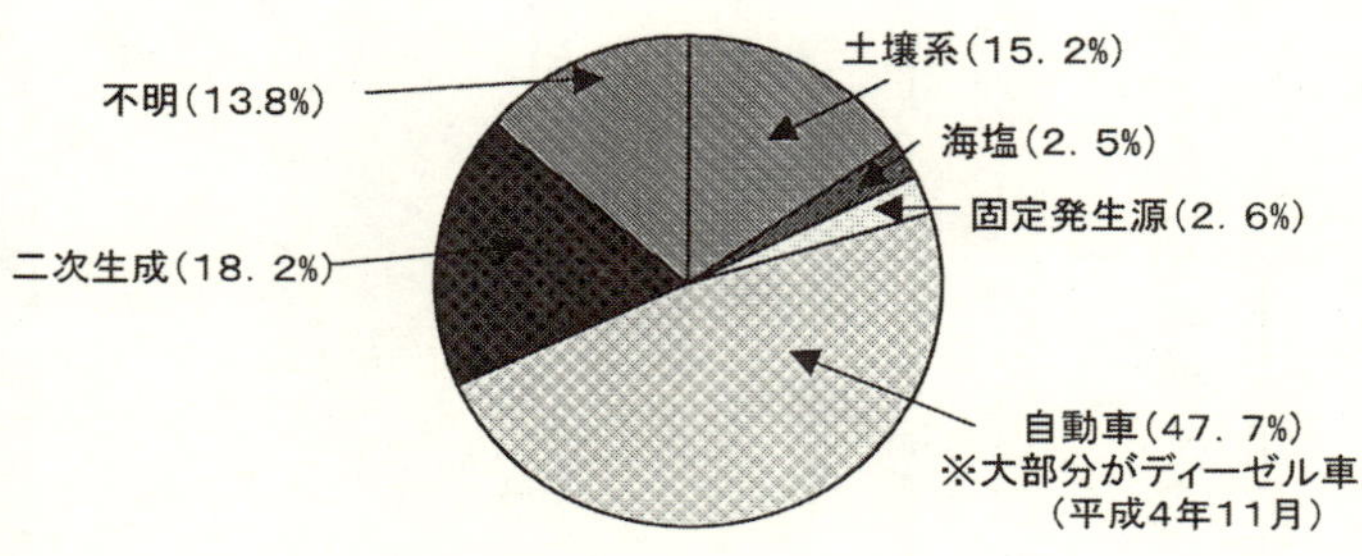

（平成4年11月）

③浮遊物粒子状物質（SPM）

大気中に浮遊している微粒子で粒径が10um(1um=0.001mm)以下のものをいう。ディーゼル車から比較的多く排出される。刺激性があり、汚染がひどい地域で生活していると、呼吸器障害を起こす。酸性雨の原因物質です。

④光化学オキシダント（OX）

空気中の窒素酸化物や炭化水素などが太陽からの紫外線を受けて、光化学反応を起こして生成されます。光化学スモッグの原因となり濃度が高くなると、目、喉の痛みを引き起こす。

⑤窒素酸化物（NOx）→二酸化窒素（NO_2）

燃料などの燃焼過程において、空気中の窒素と酸素が高温下で反応したり、燃焼中の窒素分が参加されて発生します。自動車、ディーゼル車から多く排出されるが、工場、事業場からも排出されます。刺激性があり、汚染がひどい地域で生活していると呼吸器障害を起こします。酸性雨の原因物質です。

⑥トリクロロエチレン

金属製品の洗浄剤、溶剤、低温用熱媒体などに用いられています。人体への影響は頭痛、めまい、吐き気、麻酔作用、肝臓障害をもたらします。発ガン性物質です。

⑦テトラクロロエチレン

ドライクリーニング用洗浄剤、金属製品洗浄剤として広く用いられています。人体への影響は頭痛、めまい、吐き気、麻酔作用、肝臓障害をもたらします。発ガン性物質です。

▼紫外線

地球は大気によって取り巻かれています。大気は地上から近い順に対流圏、成層圏、中間圏、熱圏という構造になっています。

このうちの成層圏の中にオゾン層が存在しております。地上から二〇~二五キロメートルを中心に厚さ約二〇キロメートルの範囲で分布していて、太陽からの強い紫外線を吸収して地球のあらゆる生物を守ってくれているのです。

・オゾン層は大気中の酸素が太陽からの強い紫外線に分解された酸素原子Oが、新たに別の酸素分子と結合して濃度の高いオゾンO_3の層となり形成されます。

・紫外線は人の目には見えませんが、太陽光線の中に含まれている高エネルギーの電磁波でUVA、UVB、UVCの三種類があります。このうち最も破壊力の強いUVCはオゾン層が反射して地上に届かないように防いでくれています。UVAとUVBは地上に届き私たちの肌に影響を与えます。

紫外線には殺菌作用や体内でのビタミンDの生成など人にとって良いこともしてくれますが、私たちの肌にとっては大敵です。

「UVA」を二時間浴びるとコラーゲンが破壊され活性酸素が三倍増え、シワをつくるスピードが三倍になるといわれています。

「UVB」は三分浴びるとシミをつくるスピードが三倍になるといわれています。

もっと恐ろしいのは皮膚の表皮を突き抜け、真皮にまで達して大量の活性酸素を発生させ細胞を攻撃して、皮膚がんを発生させます。しかしこれまではオゾン層がUVBを吸収し私たちの肌を守ってくれていたのです。

ところが二五年前ぐらいからこのオゾン層が破壊されはじめたのです。米国エリフォルニア大学のローランド博士が危険性を発表し警鐘を鳴らしました。

その後オゾン層の破壊は拡大する一方で一九九八年には、オゾンホール（オゾン層の減少地域）が南極大陸をすっぽり覆ってしまったことがありました。しかもこの現象は北極上空でも同様にオゾンホールは拡大しているのです。

このオゾン層破壊の原因が電気冷蔵庫などに使用されていた〝フロン・ガス〟です。

フロン・ガスは人間によって作り出された人工化合物です。無色無臭で人体には無害とされ、不燃性であり、毒性もなく、反応性もない化学的に安定した化学物質とされました。
フロン・ガスは対流圏の中を通りぬけ、成層圏のオゾン層も超えて紫外線に直接さらされ、光化学反応を起こしオゾン層を破壊していくのです。その結果オゾンホールができ、紫外線が直接地上に降り注ぐのです。

大量の紫外線を浴びることで、海ではプランクトンや魚が死滅し、陸では植物の育成が阻害され、葉緑素が破壊されていき農作物の生産に多大な影響を与えています。

人体には、目に障害を与えて白内障に罹る率が増えていますし、皮膚ガンが圧倒的に増加しています。

現在は国連の傘下にてフロン・ガスの生産規制及び全廃に向かって動き出し、一九九五年先進国ではフロンガスは全廃されました。しかし成層圏には規制以前のフロン・ガスが蓄積されているため、依然オゾン層の破壊は続きそうです。しかも、一旦破壊されたオゾン層は元のように回復するのには五十年はかかるといわれています。

▼**酸性雨**

人間の体は七〇%の水分で構成されています。人間ばかりかこの地球上の生物は七〇%以上が水で出来ているのです。植物が生きていくための光合成作用にも水は欠かせません。

まさに水なしでは一時たりとも生きていけません。水は命の源なのです。

水は大自然の循環機能によって地球に繁栄をもたらしているのです。水蒸気となって空に舞い上がり、やがて雨や雪となって地上に降り注ぎます。この時に大気中の汚染物質を吸収し浄化してくれます。地上に降り注いだ水は、今度は土の力を借りて清浄化され再び水蒸気となって空に舞い上がります。この自然のサイクルが私たちの生命を守ってくれているのです。

ところが、この循環機能に異状事態が発生しているのです。約二〇年程前からこの自然の水が危ないと言われはじめました。

その元凶が酸性雨です。しかも、大気には国境がありませんから、汚染物質を発生させている国だけの問題にとどまらず、地球全体の環境問題として、世界中の人々が一体となって取り組む必要があります。

雨には大気中の二酸化炭素がとけ込むので、ＰＨ値が七前後の弱酸性を示します。このＰＨ値が五、六以下になった雨が酸性雨と呼ばれているものです。

◎酸性雨は大気汚染が原因です。
化石燃料を燃やすときや鉱工業から発生して大気中に放出された硫黄酸化物（SOx）や

窒素化合物（NOx）、浮遊物粒子状物質（SPM）などが溶け込んだ水素イオン濃度（ＰＨ値）が五、六以下の有害な雨のことをいいます。これらの化学物質は大気中で太陽光線やオゾン、過酸化物質などによって酸化されて硫酸や硝酸になり酸性雨として地上に降りそそぐのです。そして河川や湖沼にとけ込んだり、樹木や土壌に付着し汚染するのです。今、地球は酸性雨による環境破壊が至る所で起こっています。

河川や湖沼では水質汚染のためにプランクトンや水棲植物が死滅し、それを食物としていた魚が減少しています。また水質がＰＨ四、五以下になると成魚は生きていくことが出来ません。

森林では、葉の気孔が冒されているため植物は正常な呼吸が出来なくなります。とくに針葉樹は年中葉を付けているので酸性雨による攻撃をまともに受けてしまいますから、それだけ被害が大きいのです。また酸性雨が土壌に混入することにより栄養分が減少し、枯れた土壌に変貌し、樹木の成長が止まってしまい、害虫などに冒され易くなります。

◎世界中で酸性雨の被害は起こっている

・イギリスやフランスなどの工業地帯より輩出された大気汚染物質による酸性雨がノルウェーの河川を汚染し大量の魚が死ぬという事件が起こりました。またスウェーデンでは森林が破壊されたり、約十万ある湖のうちの約二万の湖で魚が死滅してしまいました。
・チェコ、ポーランド、旧東ドイツの国境地帯のエルツ山地は周辺の工場地帯から出される汚染物質による酸性雨の被害で森林が破壊され、いまやこの一帯は〝黒い三角地帯〟と呼ばれています。
・アメリカでは五大湖周辺の工業地帯からの汚染物質による酸性雨が、アメリカ北東部やカナダ東部で降り注ぎ森林破壊を引き起こし、河川、湖沼を汚染し大量の魚が死滅するという事件が起こっております。
・日本では明治時代に起こった「足尾銅山鉱毒事件」が知られています。これは足尾銅山から排出される大量の亜硫酸ガスによって、山林が破壊され、人体にも多大な被害をもたらしました。

◎日本でも……
・四日市市街で昭和三四、五年からぜん息患者が急速的に増え始め社会問題となりました。この原因を追求した結果、昭和三三年頃から本格化した石油化学コンビナートから吐き出される亜硫酸ガスに起因していることが判明しました。昭和四日市石油や三菱油化、中部電力などが燃料として使用した重油の中の硫黄分が燃えて二二万人の人口が密集している四日市市街へ、一日四〇〇万トンの亜硫酸ガスが吐き出されたのです。亜硫酸ガスは空気中で硫酸に変わり酸性雨となって四日市市街に降り注いだのです。

この酸性雨は全国でも最も強く白い霧が一日中市街を覆う状態が一〇年以上も続いたのです。

・川崎市臨海部を中心として昭和五十年以降に気管支ぜん息患者などの公害病が急増しました。この原因は東京電力など十四企業の工場からと、高速道路の整備等によって自動車から排出される二酸化硫黄や二酸化窒素、浮遊粒子状物質などの大気汚染物質であることが判明しました。

・その他にも千葉（川鉄）、岡山（倉敷）、大阪（西淀川）等で同様の大気汚染が頻発しました。

▼ダイオキシン

最近、ダイオキシンという言葉が新聞に載らない日がないくらい目にすることが多くなりました。最初に私たちがダイオキシンという言葉を耳にしたのは「ベトナム戦争の時に米軍が使用した枯葉剤に含まれていた毒物」といった程度の認識でした。ところが、最近になってダイオキシンは私たちの身の回りのゴミ焼却炉から発生し、放出されている汚染物質なのだということがようやく理解されてきました。

ゴミ焼却炉の周辺住民の発ガン率が急増していたり、農作物が汚染されてダイオキシン含有量が全国平均よりも一桁も上回っていることが判明したり、母乳が汚染されていることが分かったからです。また、全国各地で同様のケースが報告されたからです。

いまやこの状況改善に一刻も早く取り組まねば、とり返しのつかないところまできております。

◎ダイオキシンとは

ダイオキシンはなにも特別な元素で出来ているものではありません。酸素、水素、炭素、塩素から構成されている物質です。したがって、どこにでもある元素から出来ているのです。

塩素を除いて、他の元素（酸素、水素、炭素）はそれぞれが単体で存在するときは毒性はないのですが、これら四つの元素が結合するとダイオキシン類の形になって猛毒を発生させるのです。

ダイオキシンと呼ばれる物質は七五種類あり毒性も微妙に違います。また通常ダイオキシン類といわれる化学物質は二二三種類あります。

ダイオキシン類はこのようにして発生する

ダイオキシン類が生成される原因は大きく分けて次の三つがあります。

①塩素を含んだ物質をゴミ焼却炉などで燃焼させたときに発生します。

塩素を含んだ物質は私たちのごく身近にあります。たとえば生成食品類を容れているパック類、食品用ラップ類、発泡スチロール、ビニール袋、ペットボトル、クレジットカード、バンソウコウ、トランプ、電気コード、ビニール傘、塩分を含んだ残飯等です。

②クロロフェノールやＰＣＢを原料として使っている農薬や除草剤、殺菌剤などで、これらを化学合成するときに発生する。

③製紙工場では紙パルプを作るときに、紙のもととなる木材チップを白くするために大量の塩素や塩素化合物を漂白剤として使用している。この漂白する過程でダイオキシン類が発生します。

また水道水として使われる原水の中に腐食した植物から生成されたジベンゾフランが含まれていると、殺菌として使われる塩素と化学反応を起こしてダイオキシン類が生成される可能性があります。

ダイオキシンの毒性は？

ダイオキシン類は人工的に作られた化学物質の中でもっとも強い毒性を持っている物質です。しかも、急性毒性と慢性毒性の両方の性質を持ち合わせてもいるのです。

・急性毒性で問題になったのは昭和四三年に食用の米ぬか油にＰＣＢが混入して一八〇〇人以上が中毒症状を起こした「カネミ油症事件」が挙げられます。また農薬製造工場の爆発事故のような特殊な場合で、日常生活ではそれほど問題になることはありません。

慢性毒性とは、例えばタバコのように毎日吸い続けていることにより害が出てくるように少量ずつ継続的に長く摂取したときに毒性が出てくる症状をいいます。

したがって私たちの日常生活で毎日処分されているゴミ焼却炉から排出されているダイオキシンがもっとも慢性毒性として危険なのです。

人口化学物質の中では最強の毒性がある

「地下鉄サリン事件」で今や日本中に知れ渡ったサリン。もともと化学兵器として開発された毒ガスですからその毒性は強力なものです。ごく少量吸い込むだけで死亡します。

また、青酸カリはこれまでも自殺や殺人事件でしばしば使用されてきたので、その毒性はよく知られています。青酸カリの致死量は五〇㎎で、飲むと数分以内に苦しみ出して死亡します。

これに対して、ダイオキシンの毒性はサリンの二倍、青酸カリの十倍あります。いかに恐ろしい化学物質であるかが改めて認識されます。

この猛毒であるダイオキシンが人の体内に入ると大量の活性酸素を発生させ細胞をどんどん破壊していくのです。

ダイオキシンによる環境汚染例

◎大阪府能勢町にある豊能郡美化センターの焼却から高濃度のダイオキシンが排出され大問題となり平成九年六月に操業が停止されました。近辺の土壌からは最大八五〇〇ｐｇ／ｇのダイオキシンが排出されました。また平成一〇年にはセンター内の土壌から五二〇〇万ｐｇ／ｇのダイオキシンが検出されました。これほど高濃度のダイオキシンが大量に発生した例は世界でも類を見ません。現在焼却炉は廃止されましたが、汚染された二〇〇〜三〇〇トンの土壌はドラム缶に入れられてセンター内に保管されていました。最近（平成十二年七月）このドラム缶を処理しようとした作業員が作業ミスで大量のダイオキシンを浴びていたことがあり、あらためてダイオキシンの恐ろしさを私たちに認識させてくれました。

◎いまや、「所沢産廃銀座」と呼ばれているほど有名になってしまった、埼玉県南西部にあたる関越自動車道の所沢インターチェンジ周辺。平成五年（一九九三年）頃から焼却炉の設置が相次ぎ三〇個所以上の産業廃棄物処理施設が所沢周辺一帯に集中して建設された。この結果焼却炉が集中的に林立しダイオキシンが大量に発生した。平成七年一月に地元民の依頼で摂南大学の宮田教授が調査したところ、焼却灰から六一〇〇ｐｇ、土壌から九〇～三〇〇ｐｇという大量のダイオキシンが検出された。平成十一年二月にテレビ朝日が「ニュースステーション」で所沢産の野菜がダイオキシンに汚染されていると報道し、結果この影響を受けて埼玉県内で生産された野菜が大暴落し、社会問題化しました。

◎その他にも、和歌山県橋本市、兵庫県宝塚市、長野県諏訪市、茨城県竜ヶ崎市等の産業廃棄物処理場で大量のダイオキシンが検出されています。

◎平成十二年三月に神奈川県藤沢市に所在する荏原製作所藤沢工場が工場内の焼却炉から出た排水を誤って雨水用配管につなぎ直接引地川に放水していた。この排水からは環境庁が定めた基準値の八千百倍にあたる一リットル中八一〇〇ｐｇのダイオキシンが検出されました。これによる周辺への環境汚染の広がりが懸念されています。

▼放射線

私たちは毎年健康診断や成人検診などで胃や胸のレントゲン撮影をしていますが、体にとってはけっして良くないことをご存知ですか。

放射線（X線）の破壊力は紫外線に比べてはるかに強力です。放射線が体内を通りぬけるときに体内の細胞を瞬間的に破壊し大量の活性酸素を発生させるのです。しかも恐ろしいのは細胞の中にある遺伝子ＤＮＡを直接攻撃し傷つけます。傷つけられたＤＮＡは突然変異を起こしがん細胞となるのです。

真意は定かではありませんが、胸のレントゲンを一回撮ると一日半、胃のレントゲンを一回撮ると一年半寿命が縮むといわれています。

とくに、妊娠している女性は胎児への影響を考えると放射線の撮影は避けるべきです。

▼電磁波

最近もっとも社会問題化しているのが、〝電磁波が体に与える悪影響〟です。

現在私たちが日常生活で使っている電化製品は多かれ少なかれ電磁波が出ていましたが、

昨今の携帯電話の普及にともなって、身体への悪影響度が一層深刻化してきました。電磁波が体内へ入ると細胞分子を振動させて熱を発生させ人体に悪影響をもたらします。また、細胞分子間で電子の掠奪が起こり活性酸素を大量に発生させます。

家庭内で電磁波を出している最たるものはテレビです。眼精疲労、近視はもちろんのことガンになる危険性も十分考えられます。

パソコン、ファミコンの画面もテレビと同じで電磁波を発生させています。とくにファミコンでゲームを長時間やりますと目に対してかなりの負担をかけます。近視、遠視、乱視、網膜剥離、緑内障、白内障、自律神経失調症などの症状が現れています。

携帯電話は顔や頭をつけて使用しますから直接脳に影響を及ぼします。実際米国では携帯電話の使用過多で脳腫瘍になったとして訴訟が起こっています。脳腫瘍との因果関係は未だはっきりしていませんが、十分考えられることです。

現代人にとって携帯電話は必需品になっています。ですからこれからは使うときには必ずイヤホーンを利用することをお奨めします。二〇〜三〇㎝体から離すだけで影響度は相当違うとのことです。

ともかくスイッチを入れただけで電磁波は出ていますから、その時点で活性酸素が発生しているという事なのです。

▼農薬

最近、私たちは有機栽培とか無農薬野菜などといった言葉をやたら耳にします。これは裏を返せばこれまでいかに農薬に依存して農作物を生産してきたかということです。たしかに農薬のお蔭で病害虫がつかず自然をもコントロールして大量生産を実現させてきました。

しかしこの農薬という化学物質はここ三、四〇年で確実に私たちの体を蝕んできました。有害物質をたっぷり含んだ農薬や殺虫剤は確かに植物を病気や害虫から守ったかもしれませんが、人間には多大な害をもたらす結果となったのです。しかもこの農薬や殺虫剤は活性酸素を大量に発生させます。

もともと植物は紫外線による活性酸素を大量に浴びているのですが、これを除去する独自の抗酸化作用があり防いでいます。除草剤はそんな植物を枯らしてしまうほど活性酸素を発生させる劇薬なのです。そんな劇薬が残留した農作物を私たちは食べているのです。そして土壌に浸み込んだ農薬は地下水や下水に混入し汚染は更に広がっていきます。

(6)ストレスは活性酸素を発生させる

活性酸素はストレスにも深く関わっています。といわれても一般の人には唐突すぎてにわかには信じられないと思います。私たちはストレスといえばなにか心の病気だろうぐらいにしか捉えていないのではないでしょうか。ところが心ばかりか、多くの身体の病気にかかわっているのです。

ストレスとは

現在、私たちが何気なく使っている「ストレス」という言葉は、もともとは物理学の範疇で使われていたもので〝物体にある外的な力を加えたときにおこるひずみ〟これがストレスです。

医学界では、カナダの生理学者であるハンス・セリエ博士が「各種の刺激が身体に作用した場合に起こるある一定のひずみ」すなわち〝ストレス状態〟と表現したのが最初だったと言われています。

ストレスは体に外的な刺激が加わって引き起こされるもので、一時的に心身のバランスがゆがんだ状態になり、心や体に現れてくるのです。そしてあらゆる病気の原因になって私たちの体を蝕んでいるのです。

自律神経のバランスが崩れるとこんな症状が体に現れる

人間の体はもともとなにか刺激を受けたときには、それを跳ね返そうとする力を備えていて病気から体を守っています。例えば、暑い時に体温が上昇すれば、血管を収縮させたり発刊作用をおこなって熱を体外に出します、逆に寒い時には熱を体内に保つようにして体温を一定に調節する機能が備わっています。これを**ホメオスタシス（恒常性維持機能）**といいます。

自律神経がこの機能の大部分を担っています。つまり私たちの意思でもって支配されていない呼吸の働きや血液の循環、胃腸の消化吸収などの働きをします。すなわち私たちの生命を維持するための根本的な働きを司っているのです。例えば、私たちが寝ているときでも呼吸は休まず働いていますがこれも自律神経の働きのひとつです。

自律神経には交感神経と副交感神経の二つがあります。この二つの神経に命令を出しているのが脳の中にいる視床下部で、自律神経はこの指令を体の中のあらゆる臓器、器官に伝えコントロールしているのです。

ストレスはこの自律神経が乱れることによって体の調整が効かなくなり、さまざまな病気を引き起こす原因をつくりだしているのです。

「交感神経」は主に血流ルートをつかさどっています。心臓を中心として頭から手足の先まで全身に張りめぐらされた血管を調節して血液を送り、心拍数や呼吸、脳への血流、体温や発汗などの調節をおこなっています。ところがストレスがたまり心身が疲労してくると、この調節機能が乱れ、頭痛やめまい、立ちくらみ、動悸、息切れ、呼吸困難、肩こり、冷え性などの症状を引き起こします。

「副交感神経」は主に消化ルートを司さどっています。人は食べ物を摂ると食道を通って胃腸に入り消化活動が行われます。このときに、副交感神経が働いて胃液の量を調節したり、腸の活動を調節することで、より効果的に栄養の吸収や不要物の排泄をおこなっているのです。もし食事が不規則になったり、睡眠不足が続いたり、過度の疲労が溜まったりしてくると、副交感神経の機能も落ち消化ルートに乱れが生じます。そして胃もたれや吐き気、食欲不振、腹痛、下痢、便秘等の症状を引き起こすのです。

自律神経の乱れが活性酸素を発生させる

このように日常生活で極度の緊張や疲労、ストレスによって自律神経が乱されますと、脈拍が増し、血圧が上がります。さらには血糖値も上がります。これは自律神経の指令によりホルモンが異常に分泌されるからです。

ストレスによって緊張したり興奮したりすると、自律神経のなかの交感神経が刺激されて副腎皮質ホルモンが分泌されます。これはストレスに対抗しようと心身が働きかけるためで、このホルモンの分泌によって極度に緊張が増します。

すると一方ではこの緊張を和らげようとして、副腎皮質ホルモンを分解する酵素が分泌されます。この酵素が生成されたり、酵素によってホルモンが分解される過程で活性酸素が発生するのです。

例えば、ストレスの緊張が胃で起これば、自律神経の乱れにより交感神経、副交感神経のバランスが崩れ活性酸素が大量に発生します。すると活性酸素は胃の細胞を攻撃し酸化させます。またこのことによって大量の胃酸が排出され胃壁を傷つけることになるのです。

このようにストレスによって活性酸素は私たちの体の至る所で発生し、細胞を傷つけているのです。

(7)こんなにある危ない食品

現在の日本はまさに飽食の時代です。およそ食べるものがなくて飢えるということは考えられません。食生活の豊かさは世界一と言えるでしょう。それこそ世界中の美味しい食べ物が街中に氾濫していますし、お金さえ出せばいくらでも豪華なレストランで一流シェフの料理が堪能できます。しかも料理を作るのが面倒なときとか、時間がないときなどは調理済食品や加工食品として手軽に購入でき家庭で簡単に食事が楽しめます。とくに独身者や共稼ぎ夫婦にとっては重宝がられています。本当に便利な世の中になりました。

でも実はこのことを素直に喜んでいられないのです。これらの調理済み食品や加工食品には私たちの体にとって良くない様々な食品添加物が使用されています。

私たちが口にする食品（生鮮食品、加工食品）は北は北海道から南は九州に至るまでの国内はもちろんのこと、世界中あらゆる国々から取り寄せられています。

生鮮食品においては、その鮮度をできる限り長期間保つために保存料や防カビ剤がたっぷり使われています。

また加工食品にいたっては、製造、調理する時や、長期保存する時に、そして食品を生産地からその品質を劣化させずに消費地へ輸送するために保存料はもちろんのこと酸化防止剤や着色料、糊料、漂白剤、発色剤等の食品添加物が数多く使用されております。

これらの食品添加物の大部分が化学合成物です。昨今の私たちは、気がつかないうちに一日五〇種類以上の化学合成物を体内に摂り込んでいるということです。

確かに加工食品のひとつひとつの添加物の量はわずかですし、それらは「食品衛生法」の使用基準を守り規定量以下かもしれません。しかし私たちは一日三度の食事や間食から複数の加工食品やスナック菓子類を摂っています。これらは一日に換算しますと相当量の添加物を体内に取り込んでいることになります。しかも、なかには体内から排出されずに蓄積されていく物質があります。

そして、これら化学合成物が体内に入ってくると白血球は異物とみなし、活性酸素を大量に振りかけ攻撃します。この結果まわりの正常な細胞までもが活性酸素に攻撃され傷つけられてしまうことになります。

またこれら化学合成物質の中にはアレルギーの原因となる物質がいくつもあることが判明しております。しかも発ガン性があると判っている物質や疑わしい物質が食品添加物として堂々と使用されているのが現状です。

添加物は長期にわたって継続的に摂取していますと、腸の内壁にくっついて宿便として溜まってしまい、その結果腸からの栄養の吸収を妨げ、体力、気力の低下をまねきます。

このように食品添加物に含まれる化学合成物質はアトピーや花粉症などのアレルギーだけではなく肝臓などの内蔵障害からガンにいたるまで広範囲にわたって私たちの健康を害しています。

食品添加物は約三五〇品目もあります

現在「食品衛生法」で使用が認められている食品添加物は約三五〇品目もあります。特に身体に弊害があるとされるものを種類別に分けて挙げてみました。

①保存料――細菌やカビなどにより変質・腐敗を抑えて、食品を長期に保存するための物質であり、現在十四種類ある。その中でもソルビン酸、安息香酸

（ナトリウム）は発ガン性物質であると認められています。また発色剤の亜硝酸塩と混ざり熱が加えられると発ガン物質ができるといわれています。ほとんどの物が発ガン性の疑いがあると指摘されています。特に〝イマザリル〟は外国では農薬として使われているのに日本では何故食品添加物として認可されているのか不可解です。コンビニ等のお弁当、おにぎり、ハム、ソーセージ、マーガリン、漬物、清涼飲料水等に含まれています。

②酸化防止剤―食品中の油脂が空気中の酸素によって酸化されるのを防ぐために使用されます。酸化防止剤にはＢＨＡ（ブチルヒドロキシアニソール）、ＢＨＴ（ジブチルヒドロキシトルエン）があり両方とも発ガン性物質であることが判明しているにも関わらず、輸入規制緩和という事情から現在でも使用が認められています。最近では、ビタミンＥが多く使われるようになってきましたが、酸化防止効果が高いため、安い商品には使われるケースが多く見受けられます。食用油脂、バター、魚介乾製品、ガム等に使われています。

③着色料――食品をより美しく見せるためには着色するのに使われます。着色料で最も危険なのはタール系色素です。特に赤色二号、三号、一〇四号、一〇五号、一〇六号、青色一号、二号、黄色四号、五号のほとんどに発ガン性が認められています。しかもその内の赤色一〇四号、一〇五号、一〇六号の三種類は日本を除いてすべての国で発ガン性があると判断され使用禁止になっています。ハム、ソーセージ、たらこ、漬物、福神漬、佃煮、和洋菓子、清涼飲料水、かまぼこ等に使われています。

④発色剤――発色剤は食品中の色素を化学反応でその食品自体の色をより鮮やかにし、新鮮に見せるためのものです。化学反応させたときに発ガン物質が生成されることがわかっている亜硝酸ナトリウムが最も多く使われています。ハム、ソーセージ、ベーコン、イクラ、たらこ、コンビーフ等によく使われています。

⑤甘味料――食品に甘味を付けるときに使用されます。
化学調味料として有名なグルタミン酸ナトリウムは、めまいやしびれ、

頭痛、胸痛等の被害例が報告されています。これは脳の発育や脳細胞にも害を与えるという疑いが持たれています。アメリカの食品メーカーなどでは二〇年も前からベビーフードに対しては使用を禁止しています。アスパルテームはアミノ酸からなる物質で、甘味が砂糖の二〇〇倍あります。検査結果は一応安全とされていますが一方では疑問視する声が多数上がっています。サッカリン（ナトリウム）は昭和四十八年十一月に一度発ガン性があるとして発売禁止になりましたが、その後昭和五十年七月に発ガン性は認められないということで再度使用が認可されました。ガム、清涼飲料水、菓子、アイスクリーム、調味料等に使用されている。

⑥糊料――たれやソースなど食品の粘度を増強するための「増粘剤」、アイスクリーム、乳飲料などに乳化や乳濁液の安定のために使われる「安定剤」、プリンやゼリーなどをゼリー状にするために使われる「ゲル化剤」の三つの用途があり、その総称として使われています。カルボキシシメチルセルロース、アルギン酸、ベクチン、カラギナン等があるが、この内カラギナンは動物実験で下痢、下血、脱毛などの症状が確認されています。潰瘍

を起こす可能性が高いので、胃潰瘍、十二指腸潰瘍にはとくに注意する必要がある。またガン発生要因が極めて高いことも判明しています。ソース、ジャム、プリン、ゼリー、アイスクリーム、練り製品、畜肉製品、乳飲料、乳酸菌飲料、インスタントラーメン等に使われています。

⑦漂白剤――食品の色を白くするために使用されている。

主に亜硫酸ナトリウム、次亜硫酸ナトリウム、ピロ亜硫酸ナトリウム等がありますが、いずれも胃腸を刺激し下痢や循環器機能の障害を起こすことが判っています。

果汁、かんぴょう、ゼラチン、水飴、エビのむき身等に使われています。

⑧防カビ剤――果実や食品に発生するカビを防止するために使用される。

オルトフェニルフェノール、ジフェニール、チアベンダゾール等がありますがこれら三点とも動物実験の結果肝臓障害やヘモグロビン量の低下、腎臓、尿細管の異常、寿命の短縮などの症状が起こると報告されています。しかも変異原性があり突然変異により遺伝子をガン化させる可能性が大です。実際に肝臓ガンや腎臓ガン、膀胱ガン等の発症事例が数多く報告されています。

グレープフルーツ、オレンジ、レモン、バナナ等に使用されています。昨今、子供達が簡単にキレることが深刻な社会問題となっていますが、実はこの原因が食品添加物にもあるという調査結果がヨーロッパ、アメリカ等で報告されています。とくに、赤色三号、黄色四号、五号等のタール系色素は神経の末端に異常をきたし、思考や情緒のコントロールが出来なくなり、その結果異常に暴力的になるといわれています。

以上食品添加物について述べてきましたが、これら添加物が私たちの体をどれほど蝕んでいるかを考えるとなにか空恐ろしさを感じます。

第五章　活性酸素から身体を守るためには?

☆活性酸素を除去し身体の酸化を防ぐのが一番

これまで述べてきたことで、
・成人病が何故「生活習慣病」に名称変更されたのか
・何故病気のほとんど（九〇％）の原因が活性酸素なのか
・どういうときに活性酸素が体内で発生するのか
・生活環境の悪化で活性酸素がいかに大量に発生しているのか
などがよくおわかりいただけたと思います。
実際に活性酸素の発生は多種多様です。

昨今の私たちを取りまく環境を三〇年前、四〇年前と比べてみてください。日本の空がどんなに汚れているか、海や川がいかに汚染されているか、毎日処理しきれない大量のゴミがどれほど吐き出されているのか、一目瞭然です。
食べ物も然りです、飽食の時代を迎え美味しい物が街中に溢れていて、その気になればいつでも口に入ります。でも、その口にしている食べ物に私たちの体はいつのまにか毒されているのです。

日頃生活している環境がどれほど劣悪な状況かは日本人の誰しもが肌で感じているのではないでしょうか。三、四〇年前に比べると今の日本は活性酸素が蔓延しています。

これまで私たちは病気になってから慌ててお医者さんに罹って治療を受けました。お医者さんも病気をいかに治すかに全力投球してきました。まさに対症療法のみに力を注いできました。確かに病気を治す技術の進歩は大変なものですし、それによってどれほどの患者が助かったかはかり知れません。しかしだからといって病気は減ったでしょうか。ガンに罹る人が減ったのでしょうか。答は〝NO〟です。現実はむしろ増えています。

しかし、ここにきて状況変化がおこっております。人が何故病気になるのか、その原因が判明したからです。

すなわち、諸悪の根源が〝活性酸素〟であるということがはっきりしたのです。ですから私たちは少しでも早く活性酸素の害から身体を守ることを考える必要があります。いつまでも健康な身体で、元気に毎日を送りたいと考えておられるなら、「体の中の活性酸素をいかにして取り除くか」「どうしたら身体の酸化を防ぐことができるのか」、今こそ真剣に考えるべき時期です。

☆活性酸素除去物質はこんなにある

ところでこの活性酸素の発生を防いだり、取り除いたりすることができるのでしょうか。答えは〝ＹＥＳ〟です。実は、体内で活性酸素の攻撃から私たちの体を守る働きをする物質があるのです。それを「**抗酸化物質（スカベンジャー）**」といいます。

抗酸化物質は主に次のような働きをします。

①体内の細胞内で活性酸素の発生源を抑える。
②体内に発生した活性酸素を除去する。
③活性酸素によって傷つけられた細胞を修復する。

この抗酸化物質には大きく分けて六種類あります。

(1) 抗酸化酵素

人間にはもともと自然治癒力が備わっています。異物が体内に侵入してくると攻撃し排除する働きが起こります。体内に活性酸素が増えすぎると、これを除去する物質が出来ます。これが**抗酸化酵素**と呼ばれるものです。

抗酸化酵素は体の中でタンパク質とミネラルから作られます。活性酸素が四種類あったように、抗酸化酵素にも三種類の酵素がありそれぞれ攻撃する活性酸素が決まっております。

①SOD（スーパーオキサイドディスムターゼ）

活性酸素の中で最も大量に発生するスーパーオキサイドラジカルを消去する酵素で抗酸化物質の代表格といえます。スーパーオキサイドラジカルを中和して過酸化水素と酸素に分解します。その分解能力は一分間に九万個のスピードで活性酸素を消去します。しかし分解されて出来た過酸化水素も活性酸素なのですが、その毒性は比較的低くなります。

このＳＯＤが作られるためには、亜鉛、銅、マンガンが必要です。

②カタラーゼ

過酸化水素を消去する抗酸化酵素で、酸素と水に分解します。この酵素を生成するには鉄が必要です。

③グルタチオンペルオキシターゼ主に過酸化水素の消去に働いている抗酸化物質です。

グルタチオンという物質の働きを助けて過酸化脂質を分解します。この酵素を生成するためにはセレニウムが必要です。

(2) ビタミン

最近、ビタミンが人の体にとってどれほど重要な栄養素であるかということが再認識されています。ビタミンは微量栄養素とも呼ばれ不足すると欠乏症があらわれ生命の維持にも影響が出てきます。また人の体内でつくることが出来ませんので、体外から食物等を摂ることによって補給せねばなりません。

三大栄養素といわれる糖質、脂肪、たんぱく質は血や肉となったりエネルギー源になる栄養素ですが、ビタミンは違います。

ビタミンの働きを車に例えますと、さしずめエンジンオイルといえます。車はエンジンとガソリンだけでは動きません。エンジンが支障なく回転するためには潤滑油（エンジンオイル）が必要です。ビタミンは私たちの体の中でこの潤滑油の働きをしているのです。

昔からビタミン欠乏症として知られているのは脚気と壊血病です。

脚気はビタミンB_1が不足して起こる病気で、足がだるくなり、坂道を登ると動悸、息切れがしたり、食欲が減退したりします。

壊血病はビタミンCの欠乏で起こります。壊血病になると始めに歯茎から出血し、やがては全身に出血が見られるようになります。

その他にもビタミンAが欠乏しますと夜盲症になりますし、ビタミンDが欠乏しますとくる病になります。またビタミンB_2の欠乏は口内炎、ビタミンKの欠乏は血液凝固障害を起こします。

現在ビタミンは一三種類あり、水溶性ビタミンと脂溶性ビタミンの二グループに分けられます。水溶性ビタミンにはB_1、B_2、B_3（ナイアシン）、B_6、B_{12}、パントテン酸、葉酸、ビオチンのB群とビタミンCです。脂溶性のビタミンにはA、D、E、Kがあります。

ビタミンは摂りすぎても尿として排泄されますので何ら心配はいりません。ただし、唯一ビタミンAの摂りすぎは過剰症を起こします。過剰症を起こしますと頭痛や吐き気、肝臓障害を起こします。ですからビタミンAで摂るよりもできるかぎりβカロチンで摂るべきです。βカロチンは体内で必要に応じてビタミンAに変換します。

ビタミンは活性酸素を除去してくれる

ビタミンが栄養素として大事な役割をしていることは御理解していただけたと思いますが、もっと重要な働きをしてくれることが昨今の医学界でも解明され実証されたのです。

それは活性酸素を除去する強力な抗酸化があるということです。実は、抗酸化酵素（ＳＯＤ、カタラーゼ、グルタチオンペルオキシターゼ）だけでは活性酸素を除去できないのです。特に一重項酸素やハイドロキシラジカル、過酸化脂質などの酸化力の強い活性酸素は除去しきれないのです。

そこで登場してきたのがビタミンなのです。その代表的なものがビタミンE、βカロチン（ビタミンA）ビタミンC、です。

◎ビタミンE

もっとも抗酸化力が優れています。脂溶性なので体内の脂肪分の多いところである細胞膜や核膜の中に入り込み侵入してくる活性酸素を消去するのです。

ビタミンEは動脈硬化の引き金となる悪玉コレステロールの酸化を防ぎますし、免疫力を向上させてガン細胞の成長を妨げるという研究成果も報告されています。

但しこのような効果を上げるためには相当量のビタミンEを必要とします。少なくとも一日二〇〇㎎以上は摂らねばならないでしょう。これだけの量を通常の食事から摂ることは不可能ですので良質のサプリメントで補給する必要があります。

・含まれている主な食品―アーモンド、ヘーゼルナッツ、うなぎ蒲焼き、たらこ、ひま

わり油、落花生、アボガド、すじこ、サンマ、菜種油、イカ、さつまいも
・一日の所要量―成人男子：八mg　成人女子：七mg

◎βカロチン（ビタミンA）

優れた抗酸化物質です。活性酸素を消滅させ細胞を正常に保つ効果に優れていますので、心臓病、白内障、免疫低下、がんなどの老化による体の悪化を防ぎます。

特にがん予防にβカロチンは効果を発揮することがこれまでの数多くの研究から明らかになっております。例えば血液中βカロチンが多い人はガンの発生率が半分になり、逆に低い人は喫煙によって肺がんの発生率が倍増するという研究結果が発表されています。通常、βカロチンの目標摂取量は一日七mgぐらいといわれていますが、ガン予防のためには一日一五～二〇mg摂る必要があります。現在の日本人の平均摂取量は一日三mgぐらいだということです。

・含まれている主な食品―――緑黄色野菜、大根の葉、スイカ、マンゴー、等
（ビタミンAはレバー、やつめうなぎ、うなが蒲焼き、あなご、チーズ、卵黄）
・一日の所要量―成人男子：二〇〇〇ＩＵ　成人女子：一八〇〇ＩＵ

◎ビタミンC

ノーベル化学賞、ノーベル平和賞と二つのノーベル賞を受賞したアメリカのライナス・ポーリング博士が一九七〇年に「ビタミンCを毎日大量に摂れば風邪は引かない」と発表して以来その有効性が注目されるようになりました。ビタミンCの一日所要量五〇㎎（最近は一〇〇㎎といわれている）の二〇倍以上摂りなさいということですから大変な量です。また毎日一〇〇㎎以上のビタミンCを摂取している人は五〇㎎以下しか摂取しなかった人に比べてガンの発症率は五〇％以下になるだろうと発表しました。

適量のビタミンCの摂取は善玉コレステロール（ＨＤＬ）を増やします。その結果悪玉コレステロール（ＬＤＬ）を消去し、血管壁を強化して動脈硬化を防ぎます。またグルタチオンを増加させて免疫機能を強化することも判明しています。

煙草を一日二〇本以上吸う人は五〇〇㎎のビタミンCが消費されるといわれていますから、それこそ喫煙者は肺がん予防も考えると一日一〇〇〇㎎以上ビタミンCを摂るべきではないでしょうか。因みに一日二〇本以上二五年吸いつづけている人は間違いなく肺がんになるというデーターが欧米では出ていますし、日本でも昨今肺がんが急増しているという事実がこのことを裏付けているのではないでしょうか。

・含まれている主な食品―グアバ、イチゴ、みかん天然果汁、パパイア、キウイ、緑黄色

野菜、サツマイモ、キャベツ、大根の葉等

・一日の所要量—成人男子：五〇mg　成人女子：五〇mg

このようにビタミンA、C、Eはそれぞれ大変な抗酸化力を持っているのですが、実は単体では余り力を発揮できないのです。ビタミンEはもっとも活性酸素をやっつけてくれますが、弾を一つしか持っていないため一度活性酸素をやっつけると戦えなくなり休憩してしまいます。そんなビタミンEに弾丸補給をするのがビタミンCなのです。そうするとビタミンEは再び活性酸素をやっつけにいくのです。そしてこのビタミンCにも後ろでビタミンB_2やナイアシンが待機していて弾丸補給をするのです。このように連携プレイをすることによって大量の活性酸素を除去しているのです。

ですからどれだけビタミンEの抗酸化力が強いからといってビタミンEばかりを大量に摂っても意味がないのです。それぞれの成分を必要量、バランスよく摂ることによってはじめて大きな効果を上げられるのです。

◎ビタミンD

骨をつくるのに欠かせないビタミンです。体内に入ったビタミンDは肝臓と腎臓で活性型のビタミンDにつくりかえられます。活性型のビタミンDはカルシウムやリンの吸収をよくし、カルシウムが骨に沈着するのを助けます。

カルシウムの九九％は骨にあります。残りの一％は血液や筋肉にあり、筋肉を収縮させる働きをしています。この働きに支障をきたさないように必要なときには骨からカルシウムを取りだし、多いと骨に蓄積されるように働きます。またカルシウムの摂りかたが少ないと尿から排出されないように再吸収させる働きもしています。ビタミンDが不足すると大人では骨軟化症や骨粗鬆症になり、子供ではくる病になります。

ビタミンDは日光に当たると紫外線によって体内で合成されます。
・含まれている主な食品―青い背の魚（イワシ、サケ、さんま、マグロ、ニシン、カツオ）、あんこうのきも、ムツ、干ししいたけ、きくらげ、レバー等
・一日の所要量　成人男子：一〇〇ＩＵ　成人女子：一〇〇ＩＵ

◎ビタミンB1

糖質を分解しエネルギーを作るときに欠かせないビタミンで神経の働きを促進させる効果があります。欠乏すると糖質が分解できないので乳酸などの疲労物質がたまって疲れやすくなります。その結果、イライラしたり怒りっぽくなったりします。協調性や道徳性を低下させるので「道徳のビタミン」とも言われています。

食欲が落ちてきたり、体がだるくなったりするのはビタミンB1が不足しているからです。
・含まれている主な食品―玄米、胚芽米、レバー、豚肉、ピーナッツ、うなぎ蒲焼き、
・一日の所要量―成人男子：○、八mg　成人女子：○、七mg～○、九mg

◎ビタミンB2
ビタミンB2も抗酸化物質で活性酸素のうちの一重項酸素を除去します。また過酸化脂質を分解し生成を抑えて動脈硬化を予防します。肝臓がアルコールを分解するときに大量に消費されますのでお酒を飲むときはビタミンB2が多く含まれる食品を一緒に摂ると良いでしょう。
・含まれている主な食品―やつめうなぎ、レバー、うなぎ蒲焼き、サバ、カレイ、納豆、木の実、卵、チーズ等。
・一日の所要量―成人男子：一、二mg～一、四mg　成人女子：一、○mg～一、一mg

◎ナイアシン（ニコチン酸、ビタミンB3）
神経組織などの維持に働くビタミンで俗に皮膚と精神のビタミンといわれています。
皮膚や粘膜を丈夫にします。またお酒を飲みすぎて二日酔いのもとになるアセトアルデ

ヒドを分解する働きを持っています。

したがって大量のお酒を飲む人は、ナイアシンが不足します。

このほか、ナイアシンは血液の循環を高め血行を促進しますので、冷え性や頭痛に効果があります。

・含まれている主な食品―かつお、塩さば、なまり、レバー、卵、ビール酵母、小麦杯芽
・一日の所要量―成人男子：一四〜一七mg　成人女子：一二〜一三mg

◎ビタミンB6（ピリドキシン）

たんぱく質をアミノ酸に分解するときに必要不可欠です。

また皮膚や髪、歯をつくるときに必要で、成長を促進させます。神経機能を正常に保ったり、アレルギーなどに対する免疫力を高めたりしますので不足すると、アレルギー症状が出やすいともいわれています。また、不眠、イライラ、手足のしびれなどの症状を起こします。

・含まれている主な食品―背の青い魚（マグロ、サンマ、サケ、サバ、イワシ）、レバー、バナナ、酵母、玄米、
・一日の所要量―成人男性：二mg　成人女性一、六mg

◎パントテン酸

免疫力を高めたり、糖質の代謝促進をしますが、とくに重要な働きは、ストレスや疲労を取り除きます。人はストレスを感じて興奮や緊張をすると、自律神経の中の交感神経が刺激されて副腎皮質ホルモンが分泌されます。この副腎皮質ホルモンを出しやすくするのがパントテン酸なのです。またパントテン酸は善玉コレステロールを増やします。アルコールやカフェインなどで消耗されやすいのでコーヒーやお酒を大量に飲む人は不足しやすいです。

・含まれている主な食品—レバー、納豆、小麦胚芽、牛乳、肉、魚介類、緑黄野菜等

・一日の所要量—成人：一〇mg

◎ビタミンB_{12}

葉酸と協力して赤血球のヘモグロビンをつくる働きをしています。

ビタミンB_{12}が不足すると貧血を起こし、めまいや動悸、息切れなどを起こし、特に赤血球の減少により悪性貧血になることがあります。神経組織を正常に保つ重要な働きをしていますので、不足すると神経症状や精神症状を起こします。

・含まれている主な食品—あさり、かき、レバー、背の青い魚、赤身の肉、牛乳、等

・一日の所要量—成人：一、五～五μg

◎葉酸

ビタミンB_{12}と密接な関係を保ちながら赤血球を作るときに働いています。不足すると悪性貧血を起こし抵抗力が低下します。口内炎、食欲不振、下痢等の症状が出ます。また葉酸が体内で活躍できるのはビタミンCによって活性型に変換されるからなので、ビタミンCが不足すると葉酸は十分な働きが出来ません。

・含まれている主な食品—レバー、ほうれん草、牛肉、大豆、ジャガイモ、豚肉、卵黄、牛乳等

・一日の所要量—成人：二〇〇μg

◎ビタミンK

血液を凝固させたり、逆に固まるのを抑えたりする働きをしています。すなわち血液の凝固のバランスをコントロールしているビタミンといえます。不足すると出血しやすくなったり、出血が止まらなくなったりします。

ビタミンKはカルシウムが骨から流出するのを抑制します。また不足すると骨に十分な

カルシウムが取りこまれずに骨がもろくなります。したがって骨粗鬆症の予防にも重要な役割を果たしています。
・含まれている主な食品―納豆、緑黄色野菜、豆類、海藻類、牛乳、レバー等
・一日の所要量―特に定められていないが、一〇〇μgが目安

◎ビオチン（ビタミンH）

糖質や脂質、たんぱく質の代謝を促進して、髪や皮膚の状態を守る働きをしています。不足すると、疲労感とともに、湿疹ができたり、髪の毛が抜けたり、白髪になるなど、皮膚や髪に影響があらわれます。

体内で腸内細菌によっても合成されますので、余り不足することはありません。
・含まれている主な食品―レバー、イワシ、ピーナッツ、クルミ、卵黄等
・一日の所要量―特に定められていないが、目安は約〇、二mg

(3) ミネラル

人の体を作っている成分には有機化合物と無機質があります。
有機化合物は酸素、炭素、水素、窒素の四元素で構成されており、人の体重の九五％を

占めています。人体の七〇％は水で出来ており、水素と酸素で構成されています。残りの五％は体に必須の微量元素で、無機質あるいはミネラルと呼ばれています。ミネラルは血液や細胞のバランスを維持するなどの生理的な機能を調節する働きをし、糖質やたんぱく質の代謝に深く関わっています。

つい最近までミネラルはそれほど重要視されていませんでした。むしろ亜鉛、クロム、セレニウム等は邪魔者扱いされていましたが、昨今は私たちの体にとって必要不可欠な栄養素であることがわかり、そのなかでもセレン（セレニウム）、マンガン、鉄、銅、マグネシウム、亜鉛などのミネラルは、活性酸素を除去する物質である抗酸化酵素を生成するのに欠かせない微量栄養素です。

ミネラルは食べ物から摂取しますが、不足しやすい傾向があるのと同時に摂りすぎると過剰症を起こすので気をつける必要があります。

◎カルシウム

骨を形成するのに重要なミネラルであることはほとんどの人がご存知でしょう。しかし、日本人が過去三〇年来不足しているのは実はカルシウムなのです。平成九年度の厚生省の国民栄養調査でも若年層の男女ともカルシウムが不足していることが判りました。特に男性は、必要所要量（六〇〇mg）に対して一五〜一九歳では八五％、二〇歳代でも八九%にとどまっています。

骨の若さを保つためには、出来れば若い時に体を鍛え骨密度(骨重)を最大にし、年をとって骨が減っていくのを最小限に止めるのが理想です。骨が最も丈夫になるのは二〇~三〇歳の間です。でも若い時にカルシウム不足であったとしてもあきらめることはありません。中年期からでもしっかりと摂りはじめれば、骨の老化の進行は少しでも遅らせることは出来ます。但し、週に三~四日はウォーキングなどの運動を心掛けることにより常に骨細胞を刺激し骨密度を高める努力が必要です。

人の体内には体重五〇kgで約一kgのカルシウムがあり、その内九九%が骨と歯をつくっています。残りの一%が血液中や筋肉、神経にあり重要な働きをしています。

主な働きとして、骨の組織を作り維持したり、神経の苛立ちを抑えて精神を安定させたり、筋肉を収縮させて心臓を規則正しく活動させたりします。また、血液中のカルシウムが不足するとホルモンやビタミンDの働きによって骨からカルシウムを採りだし血液中のカルシウム濃度を一定に保つ働きをします。

カルシウムの不足状態が続くと、骨の発育、強化に影響が出ます。成長期であれば骨質が薄弱になり骨の密度が脆弱でスカスカになっていきます。その結果肩こりや腰痛が起こります。また血行に支障をきたし、高血圧や動脈硬化の原因にもなります。神経が過敏になり、怒りっぽく、イライラした症状を起こします。

女性の場合は更年期を過ぎると、骨の成長を促すエストロゲンという女性ホルモンが出なくなり、カルシウムが骨から流出するのをくい止められなくなります。そのため、女性は男性より骨粗鬆症になる確率が高いのです。

カルシウムが血圧を下げることが米国オレゴン健康科学大学D・マッカーロン医学博士やボストン大学医学部等、多数の医学者による研究調査結果によって判明しました。それによると一日一〇〇〇mg以上のカルシウムを摂取することによって、高血圧を予防することができるということです。また一日二〇〇〇mg摂取することにより直腸ガンの発症を防ぐという研究成果が多数発表されています。

閉経後の女性は骨粗鬆症予防のために一日一五〇〇mg以上のカルシウムを摂取すべきです。

昔から、牛乳はカルシウムをもっとも豊富に含んでいるので毎日飲みましょうといわれてきましたが、はたしてそうでしょうか。確かに牛乳には一〇〇g中一〇〇mgのカルシウムが含まれております。しかし大多数の日本人は残念ながら牛乳からあまりカルシウムは摂れておりません。その理由は牛乳を栄養素として体内に摂り入れるためには、体内で牛乳に含まれている乳糖を分解するラクターゼという酵素を持っていなければなりません。ところが日本人の八〇%はこのラクターゼを持っておりませんので、牛乳からカルシウムを摂ろうとしても、体内に吸収されずに排出されてしまうのです。

・含まれている主な食品―ヨーグルト、牛乳、チーズ、サケの骨の缶詰、ワカサギ、イワシ丸干し、干しエビ、シシャモ、小松菜、がんもどき、大根の葉、チンゲンサイ、高野豆腐、納豆、干しひじき、胡麻、アーモンド等

・一日の所要量――成人：六〇〇mg

◎マグネシウム

マグネシウムの重要性が知られるようになったのは意外と最近のことです。若さを保つ上には欠かせないミネラルで、欠乏すると老化が早く進み短命になるといわれています。神経の情報伝達に関わり、神経の興奮を鎮める働きもします。不足すると、感情的に不安定になり怒りっぽくなります。カルシウム以上に不足しがちなのがミネラルです。体内で三〇〇種類もの酵素の働きを助けます。

筋肉と神経の機能を正常に保ちます。不足しますと心疾患を招きます。

筋肉の細胞の中にカルシウムが入りますと緊張が高まって筋肉が収縮します。このカルシウムの動きを調節しているのがマグネシウムです。マグネシウムが不足すると、細胞の中にカルシウムが流れこみすぎて、筋肉がうまく収縮せず、けいれんやふるえなどの症状が起こります。また、神経のほうもイライラ興奮しやすくなります。この筋肉のけいれんが血管壁で起こると、狭心症や心筋梗塞につながりかねません。実際に心臓発作を起こした患者の心筋のマグネシウム濃度は正常値の半分ほどしか含まれていないことが調査データーで報告されています。このように、マグネシウムに対してカルシウムの摂取比率が高いほど心臓発作の死亡率は高いという報告がなされています。

マグネシウムはカルシウム濃度を調整してカルシウムが血管壁に沈着するのを防いで動脈硬化を予防し、そしてカルシウムが余計に骨から流れださないように、骨の強化にも貢献しているのです。

カルシウムとマグネシウムの摂取量の比率は二対一がもっともいいバランスです。通常はカルシウム六〇〇㎎に対してマグネシウム三〇〇㎎の摂取量がよいとされています。心臓発作や脳卒中を予防したいならば、カルシウム一二〇〇㎎、マグネシウム六〇〇㎎を摂ればかなりの確率で予防できるといわれています。

・含まれている主な食品――アーモンド、カシューナッツ、大豆、落花生（いり）、干し

ひじき、納豆、かき、ほうれん草、木綿豆腐、カツオ、とうもろこし、枝豆、バナナ、青海苔、サンマ等

・一日の所要量―成人：三〇〇mg

◎カリウム

高血圧の原因にナトリウム（塩分）のとり過ぎが挙げられますが、実はカリウムのとり方が少ないことも大きな要因です。

カリウムはナトリウムと協力して細胞内外液の成分を維持する働きをします。細胞の内側に多いのがカリウムで、外側（血液など）に多いのがナトリウムです。液体は濃度の高い方から低い方へと流れようとしますが、細胞はこの流れに逆らって細胞内にカリウムをとどめ、細胞の外にナトリウムを出して浸透圧を維持しているのです。要するにカリウムがナトリウムを血液から排出させて血圧を下げるということです。

また、カリウムは筋肉の細胞内でエネルギーづくりにも働いていますので、不足すると筋肉の働きが悪くなります。とくに夏は大量の汗をかきますので、カリウムも汗と一緒に排出されて不足しがちになり、夏バテの原因ともなります。

・含まれている主な食品―干し柿、アボガド、トマトジュース、サツマイモ、インゲン

豆、干しひじき、かつお、かじき、さわら、バナナ、ほうれん草、春菊、干しアンズ、納豆、枝豆、ジャガイモ等

・一日の所要量―成人：一二～四g

◎亜鉛

今、亜鉛不足が深刻な社会問題を引き起こしています。とくに十代の子供達が「キレル」原因にこの亜鉛不足が大きく関わっていることが最近の調査で判明してきました。亜鉛は二〇〇種類以上の酵素の必須元素でタンパク質や炭水化物の代謝に深くかかわっています。骨格の発育を促進し、傷の回復を早めて皮膚の維持につとめ、味覚を正常に保ちます。

新しい細胞をつくるときに亜鉛は必要不可欠です。亜鉛が不足すると細胞分裂がはかどらず、子供の場合は発育が遅れ、身長も伸びなくなります。大人では、新陳代謝が活発な器官ほど亜鉛不足の影響を受け、肌はかさつき、傷の治りが悪くなるます。

味覚障害の原因に亜鉛不足が指摘されています。私たちは舌にある味蕾という器官で味を感じとっているのですが、この味蕾は成人で約三〇〇〇個あるのですが、年とともに減っていきます。しかし、人は長年の味覚に対する経験からそれほど急激には味覚は低

下しません。ところが今、若い人達に「味を感じない」という味覚障害が急増していま す。この原因に亜鉛の不足が大きくかかわっていると指摘されています。

亜鉛は俗に「セックスホルモン」ともいわれ、性能力にも深く関係しています。亜鉛は前立腺で性ホルモンの合成にかかわって精子づくりに積極的に協力します。

亜鉛が不足すると十代では性の成熟が遅れますし、成人では生殖能力が衰えます。最近二〇代、三〇代で精子の活動が悪く、性能力の衰えが懸念されています。

亜鉛不足が少年、少女達のキレルという現象に深くかかわっています。亜鉛は脳の正常な活動に必要不可欠なミネラルで、脳がキレルのを抑える重要な働きをしているのです。この「キレル子供」の最大の原因は現在の食生活にあります。今の子供たちは朝食を摂らずにインスタント食品やファーストフードのハンバーガーで済ませる傾向が非常に多く見受けられます。しかも、長年にわたって清涼飲料水を摂取し、クッキー、ケーキ、チョコレート、スナック菓子などの糖分、脂肪分が多いジャンクフードを大量に摂っています。これらの食べ物にはほとんどミネラル類が含まれておりません。しかもこれらのジャンクフードには多くの食品添加物が使われています。中でもリン酸塩という保存剤は亜鉛を体外に排出してしまうのです。この結果、亜鉛を欠乏させてしまい人を凶暴化させてしまいます。

か。

「キレル子供たち」を少しでも減らすためには、確かに教育環境、社会環境の改善も大事かもしれませんが、もっと大切なことは、食生活の改善のほうが急務ではないでしょうか。

・含まれている主な食品―かき、牛、豚もも肉、レバー、うなぎ蒲焼き、帆立貝、たらこ、カシューナッツ、アーモンド、そば粉、納豆、高野豆腐、小麦胚芽、いわし、さんま、煮干し等

・一日の所要量―成人男性：一五㎎　成人女性：一二㎎

◎セレン（セレニウム）

つい最近まで私たちはセレンをそれほど重要視していませんでしたが、人間にとっては発育と生殖に不可欠な必須微量元素なのです。そしてそれ以上に大切な役割を担っていたのです。病気の元凶である活性酸素への関心が高まるとともに、セレンもクローズアップされてきました。

セレンにはこの活性酸素を除去する抗酸化力があるというだけでなく、体内でたんぱく質とともに、グルタチオン・ペルオキシターゼという抗酸化酵素を生成することが判明したのです。しかもガン細胞の増殖を抑制する働きがあることも数多くの臨床データー

で解明されています。特に肺がんの予防に大きな効果があると、ドイツの医学会で発表されています。

・含まれている主な食品―わかさぎ、いわし、かれい、さんま、たら、帆立貝、かき、ねぎ、玄米、にんにく等

・一日の所要量―成人男性：七〇μg　成人女性：五五μg

◎鉄

人の体内には四グラム前後の鉄があります。その内の七〇%は機能鉄といわれ血液の中で赤血球のヘモグロビンの成分になって酸素の運搬に働きます。残りの三〇%は貯蔵鉄として肝臓に蓄えられます。体の各器官に酸素を運ぶのが鉄の仕事ですから不足すると体が酸欠状態になりエネルギーの生産が低下します。そしてめまい、息切れなどの貧血による症状があらわれます。また集中力や思考能力も低下し物忘れなどが多くなります。貧血は機能鉄が不足しただけではおこりません。機能鉄の不足を補う貯蔵鉄が無くなって、はじめて貧血症状があらわれます。ですから機能鉄が不足していても気がつかず潜在的鉄欠乏の人が意外と多いということです。

成人女性は月経で毎月血液を失うため貧血になりやすく、特に月経過多の人は鉄欠乏症

になりやすいです。

・含まれている主な食品——レバー、豚のヒレ肉、干しひじき、わかさぎ、はまぐり、いわし、あおやぎ、かき、あさり、かつお、まぐろ、高野豆腐、緑黄色野菜、小松菜、納豆等

・一日の所要量—成人男子：二〇mg　成人女子：一〇〜一二mg

◎銅

貧血の多くは鉄欠乏症の貧血ですが、鉄が十分にあっても銅がないと、赤血球にあるヘモグロビンがうまく合成できずにやはり貧血になります。

銅を含む酵素には、骨や血管壁を強化するコラーゲンやエラスチンをつくる働きをするものもあります。血管壁がもろくなって起こる動脈硬化や骨粗鬆症などの予防にも関わっています。

また、銅が不足しますと白髪が増えたり髪の毛が縮れたりすることもあります。

銅はいろいろな食品に含まれていますので不足する心配はほとんどありません。

・含まれている主な食品—牛レバー、かき、シャコ、カシューナッツ、納豆、アボガド、豚レバー等

・一日の所要量――二～三mg

◎マンガン

糖質、脂質、たんぱく質の代謝に重要な役割を果たしています。骨の形成にも関係していて、骨の石灰化を防ぐ働きをします。また、活性酸素を除外するＳＯＤの構成成分として細胞膜の酸化を防ぐことにも関わっています。

不足すると疲れやすくなり、糖尿病や骨粗鬆症になり易くなります。

・含まれている主な食品――玄米、大豆、アーモンド、抹茶、かき、納豆、カシューナッツ等

・一日の所要量――二～五mg

◎リン

カルシウムに次いで体内に多いのがリンです。

カルシウムと協力して骨や歯を形成します。リンの約八〇％はカルシウムと結合してリン酸カルシウムをつくり、骨の主成分になります。残りは脳、神経、筋肉、肝臓などあ

らゆる組織にあります。

リンはビタミンB_1、B_2と結合して細胞膜や遺伝をつかさどる核酸を構成し、細胞の成長と分化、エネルギーの運搬、神経や筋肉の機能を正常に保つうえで不可欠です。不足しますと、新陳代謝が低下して、筋肉が弱ったり、だるくなったりします。また、骨や歯も弱くなります。

脳にもリン脂質となって脳をつくるときに大切な働きをします。

摂りすぎると（一日摂取量二g以上）副甲状腺機能亢進などの過剰症が心配されます。

・含まれている主な食品―わかさぎ、田作り、シシャモ、チーズ、牛乳、肉類、

・一日の所要量―成人：六〇〇mg

(4) 食物繊維

一昔前まで、食物繊維は体にとってはエネルギーにも構成成分にもならないため、なんの役にも立たない〝食べ物のカス〟として扱われてきました。しかも人間の消化酵素では分解しきれない成分なので、ほとんど邪魔者扱いされてきました。

一九七〇年代に入ってイギリスのバーキット医師がアフリカ原住民を研究調査する中で、「アフリカに比較してヨーロッパ人は食物繊維の少ない食事をしており、このような食

物繊維の少ない、高度に精製された食品の摂取が多いと大腸ガン発生の危険率が高まる」との仮説を提唱しました。
この事がきっかけとなって食物繊維は改めて見直され、世界中の医師により現在の生活習慣病に密接な関係があり、体にとって有効な成分であることが明らかにされたのです。いまでは、これまでの五大栄養素にプラスされて「第六の栄養素」として重要視されるようになりました。

食物繊維は具体的に次のような働きをします。

①食物繊維は水を吸うと膨らんでかさが大きくなるため満腹感をもたらし、食べすぎによる肥満を予防します。また食物繊維が多く含まれている食べ物は口の中でよく噛まないと喉を通らないため、自然と口の中で噛む回数が増え、歯茎やあごを強して歯並びを良くしますし、虫歯の予防にもつながります。

②便が大きくなりますと腸の壁を適度に刺激して、腸のぜん動運動を促します。その結果、腸の働きが活発になり便通をよくして便秘を解消してくれます。

③発ガン物質などの有害物質を吸着し体外へ排出してくれます。しかも排便促進効果があるので有害物質の腸内における滞留時間が短くなり、大腸ガンなどの予防、改善になります。

④腸内の善玉菌を増やして腸内環境を改善してくれます。

食物繊維には動物性の成分も含み水に溶けない「不溶性食物繊維」と、水に溶ける「水溶性食物繊維」とがあります。

▼水溶性食物繊維を多く含んでいる食品―ライ麦粉、干し柿、ごぼう、オートミール、干しあんず、ごま、そば、海藻類等

▼不溶性食物繊維を多く含んでいる食品―干し柿、ライ麦粉、小麦ふすま、あずき、いんげん豆、大豆、栗、干し椎茸、おから、きな粉、そば、中華めん、こんにゃく、きのこ類、ココア、米ぬか等

▼キチン・キトサン

カニの甲羅などの殻を主原料にして、水に溶けやすくするために化学変化をさせてつく

られる動物性の食物繊維です。

キチン・キトサンには免疫力をつけ自然治癒力を高める効果があることが最近の臨床データて判明しました。しかも大腸ガンなど各種のガンを予防する効果もあると判り注目を集めています。

血圧を上げる要因である塩素を吸着して体外へ排出させて血圧を下げたり、胆汁酸を排出することにより、肝臓が必要な胆汁酸を作るために肝臓中のコレステロールを使うことによって、血液中のコレステロール値を下げるといった働きをします。

また脂肪分が腸から吸収される前に包み込んで体外へ排出しますのでダイエット効果も期待できます。

(5) 植物性栄養素

植物栄養素とは植物性化合物とも呼ばれる植物から得られる栄養素のことで果物や野菜に含まれています。

この植物栄養素が今最も注目を浴びているのです。それはここ二十年来、世界中の科学者(医学者、植物学者、栄養学者、化学者)による調査研究によって、その効果が臨床データにより裏付けされ、科学的に立証されはじめたからです。すなわち、植物から摂れる天然の成分に私達の身体を病気から守ってくれたり、機能を改善してくれる栄養素があることが判明したからです。

活性酸素を除去し、血液をサラサラにしたり、免疫力を向上させたり、またガンをも撃退してくれるという事実が判明したのです。

・一九九三年にドイツで開かれた世界女子陸上選手権大会で、中国の馬コーチが率いる「馬軍団」のそれまでほとんど無名の女子選手が次々に世界記録を更新するという快挙を記憶されているでしょうか。

その秘密が「冬虫夏草」という冬の間〝蛾の幼虫〟に寄生し春から夏にかけて芽を出し成長する〝キノコ〟にあったのです。選手達はこの冬虫夏草を栄養食品として毎日飲んでいたということです。

日本では、四年前に赤ワインが体に良いということでブームになりました。これは赤ワインの原料であるブドウの皮や種に含まれているポリフェノールという成分が活性酸素を除去してくれる抗酸化物質であることがわかったからです。

このように体に良いとされる植物は日本にもたくさんあります。例えば、朝鮮人参、にんにく、アガリスク、サルノコシカケ等です。しかしこれらの効果効能は科学的に裏付けされなかったため、西洋医学ではこれまで認めようとはしなかったのです。

昨今、アメリカでは代替療法が浸透してきております。中でも「栄養療法」が重要視されはじめております。それは自然の植物に含まれる植物性栄養素の中にガンをはじめとして多くの病気を治す成分があることが実証されはじめたからです。

一九九四年一〇月にアメリカでは**「栄養補助食品健康教育法（DSHEA）」**という法律が制定され、一九九七年六月一日より施行されました。

このことは非常に重大な意味を持っています。これまで栄養補助食品に関しては特定の病気に対してあきらかに効果があるとわかっていても、その効果、効能を表示することは許されなかったのですが、それがこの法律の施行により可能になったのです。

この「栄養補助食品健康教育法」は人が日常生活に必要なビタミン、ミネラル、必須微量栄養素などを含んだ天然植物（ハーブ）などの成分を含有する錠剤やカプセルを「栄養補助食品（dietary supplement）」と定義し、日本の厚生省にあたる米国食品医薬局（FDA）の許可をとらなくても、この法律にのっとっておれば、その効果効能を製品に表示することを可能にしたのです。もっと具体的にいえば「このサプリメントは〇〇という病気に効きますよ」と表示してよろしいですよということなのです。

これによって、**医薬品と従来の健康食品との間に「サプリメント（栄養補助食品）」を法律によって明確に位置付けたのです。**そして米国民はどのサプリメントを摂れば、自分の機能改善が出来、健康を予防出来るのかがより判断しやすくなったわけです。日本はようやくこのような栄養補助食品の必要性が認識され始めたばかりで、アメリカに比べれば二十年は遅れているような気がします。

今、日本では健康食品として市場に出回っているものは二〇〇〇種類以上あるといわれています。その中にはごく微量の栄養素しか入っていない製品もあり、数多くの粗悪品が市場でまかり通っているのが現状です。したがって、一刻も早く規制緩和をすると共に法律を整備し、栄養補助食品の位置付けを明確にする必要があります。

実際に効果効能が実証されている植物性栄養素をいくつか述べてみます。

◎ポリフェノール

地球上のほとんどの植物に含まれている物質で人体に悪影響を及ぼす活性酸素を除去する抗酸化物質で、光合成によって出来た植物の色素や苦味成分です。植物は太陽を直接浴びていますので、常に紫外線によってストレスを受けています。この環境ストレスから自分を守るためには防御機能が必要です。その内の一つがポリフェノールで、大変な抗酸化力を持っています。動物の寿命と較べると植物ははるかに長生きです。樹齢何千年という樹が存在するのもこのポリフェノールがあるからなのです。

人の体を構成している細胞は不飽和脂肪酸という脂肪分で覆われています。抗酸化物質にはこの脂溶性の部分（細胞膜内）で活性酸素と戦う成分と、細胞間の水溶性の部分で活性酸素と戦う成分とがありますが、ポリフェノールはこの両方の部分で活性酸素を除去できる能力を持っている強力な抗酸化物質なのです。

ポリフェノールといわれるものは化学構造式上ＯＨが二つ分子に付いているもので何種類かあります。

▼アントシアニン

動物性脂肪分や糖質たっぷりの高カロリーな食べ物であるフランス料理。毎日こういう食事をしているフランス人なのですから、当然コレステロール値が上がり動脈硬化の人が多いはずです。ところが意外にも心臓病の死亡率は世界的にみても低い水準だったのです。

その理由はなんと赤ワインにあったのです。赤ワインのもつ抗酸化機能がフランス人を動脈硬化から救っていたのです。

赤ワインの原料であるブドウの皮や種に含まれる赤紫色の色素は、強力な抗酸化能力を持っています。しかも吸収力が早いだけではなく、血液中に三日間も存在することが出来ます。

ビタミンC、Eは普通は細胞内で二〜三時間しか活動できませんが、アントシアニンと一緒に摂るとビタミンCもビタミンEも体内で破壊されずに三日間活躍することが出来ます。

アントシアニンの大きな特徴は脳血管関門を通過して脳の抹消血管まではいりこめるということです。脳は最も多く酸素を使います。したがって活性酸素の危害に絶えずさらされています。

脳が萎縮することによって、記憶障害や言語障害、歩行障害を起こすアルツハイマー病の原因は、脳の細胞を包む脂肪膜が活性酸素によって酸化されてできた過酸化脂質によるものとされています。アントシアニンは脳の細胞内に入り込み活性酸素を直接攻撃し除去できる唯一の抗酸化物質で、昨今、アルツハイマーの予防や進行を抑えることができる成分として注目を浴びています。また、視神経の働きを支えるロドプシンという色素の再合成を促して、疲れ目を改善し、視力を向上させる働きもします。

アントシアニンを含む成分は他にもムラサキイモ、ブルーベリー等があります。

▼カテキン

今、お茶のエキス「カテキン」に世界中の熱い視線が注がれています。それはがんの予防や抑制で確実に効果をあげ始めてきたからです。

一九九八年に静岡県でお茶の生産地帯を中心に疫学調査が行われました。その結果胃がんによる死亡率が全国平均の七〇％とかなり低いことが分かりました。この事実はお茶に含まれているカテキンがあきらかに癌に対して予防効果があるということを裏付けているといえるのではないでしょうか。

カテキンは緑茶の渋味成分に含まれている抗酸化物質です。日本のお茶には、ほうじ茶、番茶、煎茶、抹茶、玄米茶、玉露などがありますがすべて緑茶でカテキンが含まれています。カテキンの抗酸化力はビタミンEの十倍、ビタミンCの八〇倍あるといわれています。

カテキンが最も優れた抗酸化物質であるといわれるのは、細胞の外側で活性酸素の攻撃から細胞を守るだけではなく、細胞の内側でも細胞内へ入りこんできた活性酸素を除去し、しかもすでに傷ついてしまっているがん細胞をも修復してしまうからです。

カテキンが、がんに効果があることは動物実験ではすでに実証されています。特に食道、胃、十二指腸、小腸、大腸、肺、肝臓、乳腺、膀胱、皮膚などのがんに効果があるといわれています。また、がんの転移予防にも優れた抑制力があります。

現在、米国のＵＣＬＡ、バーデュ大学など数多くの研究機関で多数の臨床データーが報告されております。

またアメリカ国立ガン研究所はすべてのガンの調査研究に米国のサプリメントメーカー、Pharmanex 社の製品である「ティーグリーン」の使用を指定し、臨床データーによるカテキンの効果効能に対する裏付け調査をおこなっています。

＊二〇〇〇年十月二五日に京都で行われた「日本ガン学会」で三重大学医療技術短期大学部の樋廻（ひばさみ）博重教授（生化学）は緑茶の渋味成分「カテキン」の主成分エピガロカテキンガレード（EGCG）が人間の胃ガン細胞を破壊して死滅させることが研究結果で明らかになったと発表した。

カテキンにはこの他にもコレステロールや中性脂肪の増加を抑制する作用も大きいことが判明しています。血中のコレステロールや脂質を取り除いて血行をよくし、血圧を下げます。

ちょっと余談ですが、紅茶、緑茶、ウーロン茶などのお茶が皆同じ葉からできていることをご存知でしたでしょうか。実は作り方が違うだけなのです。お茶にはいずれも摘んだばかりの若葉を利用しますが、緑茶は摘んだ若葉を蒸し、その後乾燥させせながら手で揉んで作ります。一方、紅茶は若葉を発酵させて作りますし、半分発酵させた段階で加工して作るのがウーロン茶です。

紅茶やウーロン茶にもカテキンは含まれていますが、発酵させて作るためカテキンは半減してしまいます。

▼ルチン（ビタミンP）

水溶性のビタミン様物質で、そばに多く含まれています。ビタミンCの働きを助け血管壁を強くし、毛細血管を丈夫にします。歯茎からの出血や打ち身による青あざを防ぎます。

▼カカオマスポリフェノールカカオ豆を原料としてココアやチョコレートは栄養価の高い食品として昔から知られていますが、実はポリフェノールの仲間でもあり抗酸化物質が含まれているのです。活性酸素を除去し動脈硬化の予防をします。

また、免疫機能を体にとって最も良い状態に保つ免疫調整作用があります。

▼イソフラボン

大豆に含まれている成分で、女性ホルモンに似た働きをします。更年期後の骨粗鬆症の予防や改善に効果があるといわれています。

◎ギンゴライド

イチョウの若木の根や葉に含まれる成分です。

イチョウの葉エキスが、脳の血液の流れが悪化して起こる老人性痴呆症の治療薬としてすでにドイツ、フランス、オランダなどヨーロッパの各地で広く使用されています。

現在、米国コロンビア大学名誉教授で一九九九年に文化功労賞を受勲された中西香爾博士により三五年前に発見されました。

活性酸素を除去する強力な抗酸化物質で、細胞膜の脂質の酸化を阻止します。

脳の抹消血管を拡張して血流をよくしたり、血液の粘度を下げます。また有害物質である乳酸の濃度を下げる働きもします。

なかでもこのギンゴライドが注目されたのは、血管に炎症を起こしてアレルギーやぜん息の原因になったり、血栓をつくったりする血小板活性因子が血管の組織に付着するのを防ぐ働きをすることです。花粉症、アトピー性皮膚炎の治療にも効果を上げています。

記憶力、集中力を向上させ、記憶能力の減退に歯止めをかけます。

抹消血管障害、記憶障害、動脈硬化、老人性痴呆症、耳鳴り、めまい等の治療に効果があります。

一日百二十mg以上摂取すると治療効果が上がるとされています。老化予防のためには一日六〇～八〇mgの摂取が必要です。

◎その他

▼リコピン

トマトやスイカの赤い色を作っている色素で高い抗酸化作用のある抗酸化物質です。体内で活性酸素が増えるのを抑え、細胞が酸化するのを防止しています。イタリア国立がん研究所によると、トマトをたくさん食べる人は、消化器系のがん発生率が低いということが調査で分かったとのことです。

カロチンの一〇倍の抗酸化力があるといわれています。

スイカには利尿効果があり腎臓病の治療薬として昔から民間療法では使われてきました。

▼アリシン

にんにくやねぎに含まれている特有の匂いを発する物質です。

にんにくの成分であるアリインと同じくニンニク中に存在するアリイナーセという酵素が作用して生成されます。肝臓の中にある発ガン物質を解毒する酵素の働きを助けます。ビタミンB_1と結合してアリチアミンとなりビタミンB_1が体内に入りやすくします。また活性酸素を消去する強力な抗酸化作用があることは世界各国の複数の研究結果から実証されています。とくに、にんにくをよく食べる人は胃がん、直腸がんに罹り難いという研究データーも報告されています。

▼カプサイシン

唐辛子の辛味成分です。唐辛子の最も辛い部分は胎座と呼ばれるさやの中で種をぶら下げている綿のようなところです。その次に辛いのが果肉です。

体内に入るとカプサイシンは中枢神経を刺激して副腎皮質からアドレナリンなどホルモンの分泌を促し、エネルギーの代謝を盛んにします。そして、体内に貯蔵されている脂肪を分解する酵素「リパーゼ」を活性化して脂肪を燃やします。体が熱くなったり、汗をかくのはこのためです。唐辛子の辛味成分がダイエットに効果があるといわれるのも、このような働きがあるからです。

唐辛子には減塩作用もあります。これは料理に唐辛子を使うと、カプサイシンの辛味だけで塩味をつけなくても美味しく食べられるので塩の使用量が少なくて済むからです。したがって結果的には塩分のとりすぎを防ぐことになり、高血圧の予防にもなります。昔から唐辛子は胃腸内の殺菌作用、健胃作用、疲労回復などの効用があるといわれますが、これはカプサイシンの働きによるものです。

▼レッドイーストライス（紅色酵母米・紅酵母）

中国では二〇〇〇年前から心臓の働きを円滑にする漢方薬として愛用されてきました。紅色酵母菌には、脂肪やコレステロールを分解する酵母を作るはたらきがあり、古くから中国では内蔵の働きを助ける健康食品として紅色酵母米を食べていました。

紅色酵母菌は血液中のコレステロール値を下げます。

紅色酵母菌に含まれている〝HMG—CoA還元酵素抑制成分〟は肝臓でつくられるコレステロールの量を抑え、血液の粘りを取ってきれいにする働きがあります。

コレステロールは細胞膜を構成するのに必要です。胆汁酸の原料や、副腎皮質ホルモンの材料にもなりますので、人にとっては重要な成分なのです。肝臓は〝HMG—CoA還元酵素抑制成分〟によってコレステロールを作るのが抑えられると、血液中にある余分なコレステロールを取り込みます。これによって血液中のコレステロールは減少し、コレステロール値が下がるわけです。

一九九九年三月に開かれた米国心臓協会学会でこれに関する効果が臨床実験で裏付けられたとの研究発表がボストン・タフツ大学、ＵＣＬＡ等から相次いで発表されました。

昨今米国ではこの成分を使ったサプリメントが販売され話題になっています。というのもこれまでコレステロール値を下げる薬品として販売されてきた製品にはどうしても副作用があります。その点、このサプリメントは天然植物を原料として作られているため、副作用の心配が一切無く、しかも薬品と同等もしくはそれ以上の効果があることが実証されたからです。

▼セサミノール

ごまの種子に含まれている抗酸化物質です。

細胞膜は活性酸素によって酸化され過酸化脂質に変わり、老化やがん化の原因になります。セサミノールはこの活性酸素を除去し過酸化脂質の生成を抑制する作用があります。

また、動脈硬化の原因になる悪玉コレステロールの生成も抑制します。ほかにも二日酔いの元凶であるアセトアルデヒドの分解を速やかにおこない肝臓の負担を軽くします。

▼ヒドロキシ・クエン酸（ＨＣＡ）

南アジア産の天然植物「ガルシニア・カンボジア」に含まれている成分でインドでは古くからカレーのスパイスとして使用されてきました。ＨＣＡは体内脂肪の生成を抑制します。また余分な糖質をグリコーゲンに変えて、食欲を抑える働きをします。しかも体内に貯えられた余分な脂肪を分解し体外に排出します。

このようなことから最近、ダイエット効果があるとして注目を浴びています。

その他にも抗酸化作用があるといわれている天然植物には次のような物質があります。

ケルセチン――――抗酸化物質であるポリフェノールの一種で玉ねぎに含まれています。

サポニン―――――高麗人参、田七人参に含まれる成分でコレステロールや中性脂肪を低下させます。また肝機能障害の改善に効果があるといわれています。

ナットウキナーゼ―納豆に含まれている酵素で血栓を溶かす作用があるといわれています。

(6)その他の抗酸化物質

▼ＥＰＡ（エイコサペンタエン酸）

ＥＰＡはn―3系列の多価不飽和脂肪酸の一つでＩＰＡ（イコサペンタエン酸）とも呼ばれています。人の体内で作ることができませんので食品から摂取せねばなりません。

ＥＰＡが最も多く含まれているのは、青い背の魚（はまち、まいわし、さんま、さば等）です。また、植物油などα―リノレン酸を含む食品を摂取すると体内でＥＰＡに変わります。動脈硬化や心筋梗塞などの成人病の予防、改善に効果があることが疫学調査ですに明らかになっています。

一九七〇年代に行われたデンマーク医学会での調査によりますと、エスキモーのイヌイット族はアザラシなどを主食としていますので脂肪摂取量が非常に高いのですが、にもかかわらず同じように脂肪摂取量の高いデンマーク人に較べると動脈硬化、心筋梗塞、脳梗塞などの成人病がはるかに少ないことが判明しました。

その理由を調べますと、イヌイットの食生活にあることが判りました。彼らは魚やアザラシを多食しておりますが、このアザラシにはＥＰＡやＤＨＡが多く含まれています。これをきっかけとして今や成人病を予防、改善する成分として世界中で注目を浴びるようになったのです。

ＥＰＡには血小板の凝固を抑制する働きがあり、血液を溶解しサラサラにします。血管を拡張して（特に脳の抹消血管を広げ詰まるのを防ぎます）血液の流れを良くし、中性脂肪を減らします。また、悪玉コレステロールを減らし、善玉コレステロールをふやします。

以上のようなことからＥＰＡは動脈硬化、高血圧、心筋梗塞、脳卒中などの生活習慣病を予防し改善します。その他にもアトピー性皮膚炎、花粉症、慢性関節炎（リウマチ）などの症状改善にも効果があることが判明しています。

▼ＤＨＡ（ドコサヘキサエン酸）

ＤＨＡはＥＰＡと同様のn—3系列の多価不飽和脂肪酸の一つでやはり青い背の魚に多く含まれています。また α—リノレン酸を含む植物油などの食品を摂取すると体内でＥＰＡによって合成されます。

ＤＨＡは脳や神経細胞に非常に多く含まれていて、脳の発育や、神経細胞の機能を維持するのにかなり重要な働きをしています。ＤＨＡが不足すると脳の神経回路で情報伝達がスムースにいかなくなり記憶能力が低下します。このようなことから〝頭が良くなる栄養素〟として健脳効果が期待されています。

肝臓でのコレステロールの生成を抑制し、中性脂肪や悪玉コレステロールを減らすことは数多くの臨床データーで証明されています。

EPA、DHAが多く含まれている主な食品
すじこ、はまち、ほんまぐろ（とろ）、さんま、まいわし、ぶり、うなぎ蒲焼き、さけ

▼タウリン

たんぱく質が分解される過程でできるアミノ酸の一種です。

タウリンが発見されたのは一八四六年で貝類、いか、たこ、魚の血合いに多く含まれています。

タウリンには交感神経を抑制して高血圧を改善したり、心筋の収縮力を強化し、血液の量をふやすなどの働きをします。また血中のコレステロールを減らし善玉コレステロールをふやします。肝臓で作られる胆汁酸の分泌を促進することによって、胆汁酸がコレステロールを排出して体内のコレステロールを減らします。

以上のようなことから、動脈硬化、高コレステロール血症、心不全、高血圧症、脳卒中、糖尿病等の予防、治療に効果があると考えられています。

・含まれている主な食品——さざえ、とこぶし、帆立貝、あさり、まぐろ（血合い）、たこ、いか、さば（血合い）等

▼**オレイン酸**

オレイン酸はm―9系列の単価不飽和脂肪酸です。

南イタリアを中心とした地中海沿岸地方に住む人達がヨーロッパ諸国にくらべて心臓疾患による死亡率が低いことがわかりました。この地方の人達はパスタなどの料理で穀類や魚介、野菜を豊富に摂っていますが、実はこの料理にオリーブ油をたくさん使います。このオリーブ油にはオレイン酸の含有量が七〇%以上あり、しかも単価脂肪酸の特徴である酸化しにくい油なのです。

体内で発ガンの可能性がある過酸化脂質がつくりにくく、しかも他の脂肪酸と違って熱にも強く、酸化される心配はありません。

体内で血中コレステロールを低下させ、胃酸の分泌を調整したり、腸の運動機能を高めます。

・含まれている主な食品―オリーブ油、キャノーラ油（菜種油）、アーモンド、ナッツ類等

第六章　活性酸素を除去し、より健康な生活を送るためには？

結論から申しあげますと簡単なことです。けっして難しいことではありません。ほんの少しでも日常生活で活性酸素を体内に増やさないよう心掛けることです。そしてその意識をどれだけ自覚し、持続させることが出来るか、それだけのことです。

でも、残念ながら私たちはこの簡単なことほど行おうとしません、たとえ実行したとしてもなかなか長続きしないのです。私たちは物事を習慣化させることがとても苦手というか、不得手なのです。

人は難しいことに対しては果敢にチャレンジします。そのお陰で科学文明は大変な発展をしましたし、私たちの生活もとても便利になりました。皆さんもそうではないでしょうか。

難しい仕事ほど、困難な出来事ほど解決しようと努力をし、克服出来るまで頑張りませんか。このように難しいことに関してはとても前向きなのですが、簡単なことに関してはついついお座なりになってしまうのが人の常のようです。

特に健康に関してはほとんどの人が無関心、無頓着なのです。もちろん、全く気にかけていないことはないでしょうが、自分自身の健康に関してはそれほど真剣に考えていないというのが現状ではないでしょうか。

ほとんどの人が、病気になってはじめて健康の有難さ、五体満足の素晴らしさに気付くのではないでしょうか。「あの時にあんな無理をせずにこうしておけばよかったのに、ああしておけばよかったのに」としきりに反省しているのが現状ではないでしょうか。そして、「病気が治ったら今度こそは規則正しい生活をしよう、栄養をしっかり摂って、適度な運動を心掛けよう」と殊勝なことを思うのですが、治ってしまえばそんなことは直ぐに忘れて元の不規則な生活に戻っているのが実体ではないでしょうか。

それでも、これまではこんな好い加減な日常生活でもなんとなく済ませてこられました。しかし、これからはそんな生活態度では済まされなくなります。

すでに、新聞やテレビ等のニュースでご存知だと思いますが、日本の国家予算に占める医療費の割合は限界にきております。民間企業の保険組合も八〇％以上が赤字です。（中小企業は九〇％が赤字）いずれ近いうちに崩壊することは間違いありません。そうすると私たちはアメリカ人と同じように、病気になると大変な治療費が掛かることになります。うっかり大病すると全財産を失うことになるかもしれません。

ですから、そうならないためにも、自分の健康は自分自身で守っていかなければならないのです。まさに「自己管理」、「自己責任」の時代なのです。

病気にならないために自分の健康を守ること、予防することは、けっして難しいことではありません。これから述べます三つの事さえ守り、実行すれば誰もがピンピンとした身体でいきいきとした生活を送ることができます。

但し、もっとも肝心なことは〝続ける〞ということです。日常生活において習慣化させることです。あなたの老後がどれだけ充実した日々になるかはあなた自身の問題です。

私たちの身体を蝕む諸悪の根源である「活性酸素」を除去し健康な生活を送るためには、次の三つに関して留意することです。

①私たちの身体に必要な栄養素をバランスよく摂る
②有酸素運動を習慣化することにより常に体力の向上を心掛ける
③どんな環境におかれても、ストレスをためないように心掛ける

☆私たちの身体に必要な栄養素をバランスよく摂る

今、アメリカでは一九九四年に制定された「栄養補助食品健康教育法」が施行されたことがきっかけとなって大変な〝ダイエタリー・サプリメント（栄養補助食品）ブーム〞が起こっています。すでにニューヨークなどの大都会では「ドラッグ・ストアー」よりも

「サプリメント・ストアー」の方が多いということです。その背景になっている理由は次のようなことだと考えられます。

◎アメリカでは日本のような健康保険制度は一昔前に崩壊していますから、国民は一旦病気に罹りますと、医療費に大変なお金がかかります。例えば盲腸の手術で五十万から百万円かかります。がんの手術で一五〇〇〜二〇〇〇万円かかるといわれています。まさに一つ間違うと個人破産しかねません。迂闊に風邪すら引けません。ですから真剣に病気に罹らないように国民は自分自身で予防を心掛けなければなりません。

◎現在アメリカでは、がんの治療はこれまでの西洋医療ではなく代替療法にかかる人が六割を越えたということです。

これは放射線治療や薬物療法による副作用が患者に大変な負担をあたえているということがはっきりしてきたからです。

がんが原因で亡くなる人よりも薬の副作用で亡くなる人のほうがはるかに多いということです。化学合成で作られた薬品はどうしても副作用をなくすことができないからです。

◎ビタミンやミネラル、天然植物に含まれている植物栄養素が生活習慣病をはじめとする多くの病気に対して、予防や治療が可能であるということがいくつもの臨床データーで実証され始めました。

※昨年（一九九九年二月）全米中のマスコミが大騒ぎした裁判があります。この判決はまさに、二一世紀における医療に対する考え方を根本的に見直す象徴的な事件といえます。その後、この裁判をきっかけとしてアメリカでは代替療法、なかでも〝栄養療法〟の重要性が認識されるようになったのです。

というのも、天然植物から抽出された成分を使ってつくられた〝ある栄養サプリメント〟がコレステロール値が高い全米の人々（五七〇〇万人いるといわれている）に希望の光をもたらしたからです。

これまで、コレステロール値を下げる治療薬としては、世界最大の医薬品メーカーであるメルク社（従業員五万四千人、年間売上約二兆七千億円）の製品「メバコール」が市場をほぼ独占しており、メルク社はこの製品だけで年間約三千三百億円売上げていました。日本においても、三共の「メバロチン」が年間千七百億円を売り上げています。

このメルク社がファーマネックス社という設立三年目（一九九四年）の会社が製品化した「コレスティン」というサプリメント（栄養補助食品）に関して、日本の厚生省にあたる米国食品医薬品局（ＦＤＡ）へ訴えをおこしたのが事の始まりです。

ファーマネックス社は一九九九年に米国において制定された「栄養補助食品健康教育法」

をきっかけに設立され、医学博士を中心に生化学博士、栄養学博士、植物学博士等四十人（現在は約七十名）からなる科学者が天然植物を原料として、臨床データーを基に補助食品を製造販売している会社です。

「コルスティン」は中国を原産地とした〝紅色酵母米（レッドイーストライス）〟からつくられ、その中に含まれる〝HAG—CoA還元酵素抑制成分〟が肝臓でつくられるコレステロールの量を抑え、血液の粘りを取ってきれいにする働きをします。

メルク社は〝この「コレスティン」には自社の「メバコール」の主要成分であるロバスタチンという化学物質と同じ働きをする成分が含まれている。したがって栄養補助食品ではなくて明らかに薬物であるから、栄養補助食品としての許可を取り消し、薬品として改めて申請しなおすべきだと〟ＦＤＡへ訴えたのです。

この背景にはメルク社が「コレスチン」によってあきらかに自社の「メバコール」の売上が落ちることを察知し危機感を抱いたからなのです。

この訴えを受理したＦＤＡは一九九七年にファーマネックス社に対して「コレスティン」の製造販売の中止と中国からの原料の輸入禁止命令を通告したのです。

この処分を不服としてファーマネックス社はＦＤＡ（米国食品医薬品局）を相手どって、直ちに裁判を起こしました。

——「コレスティン」は二〇〇〇年以前からある天然植物から抽出した成分であり、栄養補助食品健康教育法に則って製造し、尚且つ臨床データーをもとに効果効能を実証した製品である。化学合成薬物は一切含まれていません。

——このファーマネックス社の訴えに対して、一九九九年二月、アメリカ・ユタ州の連邦地方裁判所は次のような判決を下しました。

「コレスティンは薬物ではなく、栄養補助食品健康教育法の下において、法律的に栄養補助食品として販売することができる」

これは、「コレスティン」は「薬物」ではなく「サプリメント（栄養補助食品）」として販売してもいいですよ、ということでファーマネックス社が国に対して全面勝訴という判断がくだされたわけです。

この裁判所の裁定はその日のうちに一大ニュースとなって全米を駆け巡りました。全米のテレビ局がワイド番組で取り上げ詳細に報道しました。また、ニューヨークタイムスなどの一流新聞やインターネット等によっても伝えられたのです。

この裁判のおかげで「コレスティン」は全米に知れわたることになりました。と同時に天然植物の中には人の病気を予防したり、治してくれる成分があることを人々に改めて認識させることになりました。

そしてこのことによりアメリカではサプリメント（栄養補助食品）が従来からある一般の健康食品とはっきり差別化され、薬物との間に位置付けされるようになりました。

今、アメリカではビタミン、ミネラル、食物繊維、植物栄養素等によって病気の予防及び治療をおこなう〝栄養療法〟が医学界でも重要視されつつあります。

そしてこのような現象は一般の人々にも波及しはじめ、現在ガンなどの治療は西洋医学で治療を受けるより、栄養療法を選択する人の方が増えているということです。

以上のことから私たちの健康は栄養素を必要量、バランスよく摂ることによって守られ、また病気を予防することが可能であることが推察できるのではないでしょうか。

私たちがまず心掛けなければならないことは日常の食生活からしっかり栄養を摂り、食事で足りない分をサプリメント（栄養補助食品）で補っていくことです。

しかも病気を予防するためには、その目的に合った天然植物性栄養素を摂ることが大事だと考えます。

◎多様な食生活で栄養バランスを——一日三〇食品を目標

厚生省は健康づくりの原則として栄養、運動、休養の三つの柱が重要であるといっていますが、中でも栄養の大切さを説いています。毎日食事から摂る栄養の過不足が、長い年月によって起こる病気の原因に深く関わっていると指摘しているのです。

そして人体の栄養を出来る限り総合的に考えなければならないとして、体に必要な栄養素を毎日過不足なく摂取することが大切だとしています。そのためには、料理の素材として使用する食品の数としては一日三〇食品を目標とすれば、自然に必要な栄養素をバランスよく摂ることができるとしています。

厚生省は、私たちが日常摂取する食品を、その含まれる栄養素ごとに最も簡単に使いやすいように六群に大別しました。そしてこれら六つの食品群を組み合せて食べれば、必要な栄養素は十分に摂ることができると考えています。

次にあげた六つの基礎食品を毎日欠かさずに食べると、栄養的には問題のない食事内容となりますが、どこかのグループが欠けたり、多く摂りすぎたりしては栄養が偏って、健康が保てないばかりか、肥満や高血圧の原因につながり、弊害が出てくることになりますので十分に注意する必要があります。

六つの基礎食品群

第一群…	魚介、肉、卵、大豆製品	主として良質のたんぱく質の供給源であり、また脂肪、ビタミンB1、B2、リン、鉄、なども多く含まれています。
第二群…	牛乳、乳製品、海藻、骨ごと食べられる魚	主としてカルシウムの供給源です。日本人が唯一不足している栄養素です。
第三群…	緑黄色野菜	カロチンを大量に含んでいる野菜類で主としてビタミンＡの供給源です。
第四群…	その他の野菜と果実類	主としてビタミンＣの供給源です。特にかんきつ類やキャベツにはビタミンＣや他のビタミン類が多く含まれています。
第五群…	米、小麦粉、パン、麺、いも類、砂糖、菓子類	でん粉質の食品が多く、主として糖質性栄養素の供給源です。またビタミンB2の供給源でもあります。
第六群…	バター、マーガリン、食用油	主として脂肪性エネルギー源です。また緑黄色野菜を油で調理すると、その中に含まれているビタミンＡ、Ｄの吸収が促進できます。

☆増やそうCa減らし脂Naさい

厚生省が毎年行っている調査の一つに「国民栄養調査」があります。これは、無作為に六千世帯、約二万人が連続して三日間に食べた食品を分析することによって、日本人がどんな栄養素をどの程度摂取できているか等、その実態を知るための調査です。この結果、現状ではどの栄養素もおおむね必要な量を満たしているということです。

しかし、まったく問題がないかといえば、そうともいいきれないことが三点ばかり浮上してきました。

▼まず第一に挙げられることは、カルシウム不足です。

昭和二八年にこの栄養調査が始まって以来一度も満たされていない栄養素で日本人にとって唯一慢性的に不足しているといえます。

カルシウムは骨を形成するのに重要な成分で、不足すると子供の場合は成長が阻害され、中高年では骨がもろくなります。

特に女性の場合は更年期を過ぎると骨から流出するカルシウムを阻止するエストロゲンという女性ホルモンが出なくなります。そのため、骨粗鬆症になる確率が男性よりも高くなります。

また、血液中のカルシウムが不足しますと、血行に支障をきたし、高血圧や動脈硬化の原因にもなります。神経が過敏になりイライラした症状を起こします。

加工食品やインスタント食品はリン酸塩を多量に含んでおります。このリン酸塩はカルシウムと結合してリン酸カルシウムに変化し、吸収されずに排出されてしまいますので、カルシウムが不足することになります。

カルシウムを多く含む食品には、牛乳、ヨーグルト、チーズ、ワカサギ、イワシ丸干し、干しエビ、干しひじき、小松菜、がんもどき、大根の葉、胡麻、納豆などがあります。

▼次に問題なのが脂肪の摂りすぎです。

昨今、もっとも問題なのが食生活の欧米化です。この変化によって特に動物性脂肪の摂りすぎが顕著です。総摂取エネルギーにおける脂肪の比率は通常二〇～二五％が適当とされますが、平和二年以降はこの基準を超え、その後も増えつづけています。

動物性脂肪を摂りすぎると、肥満とともに、血中コレステロールを上昇させ動脈硬化を招き、それが原因で狭心症や心筋梗塞、脳梗塞などの病気となります。

このように動物性脂肪は摂りすぎると問題がありますが、脂肪全体はからだにとって必要ですから、できれば植物性脂肪から摂るようにするのが賢明です。

植物性脂肪を多く含む植物油、その中でもオレイン酸を多く含むオリーブ油や菜種油は酸化され難く、しかも血中コレステロールを低下させる働きをします。

▼三番目の問題は塩分（ナトリウム）の摂り過ぎです。
塩分の摂りすぎは生活習慣病の要因として比較的早くから指摘されていました。血液中に塩分が多くなりますと、その塩分を薄めようと血液は血管内に水分を摂り込みます。その結果、血液量が増えて血管壁への圧力が上昇し血圧が上がります。

日本人は欧米人に比べて昔から食塩を多く摂り過ぎる習慣があります。

厚生省では生活習慣病の予防のために塩分の摂取量を一日一〇グラム以下にするように定め指導しています。しかし、アメリカでは五グラム以下、ドイツでは五〜八グラムと欧米に比べれば基準はかなりゆるやかです。しかし、高血圧の予防という点からみますと、せめて七〜八グラムに抑えたいものです。そのためにもできる限り塩分の多い加工食品や菓子類を日頃から避けるように心掛けたいものです。

塩分の多い加工食品――プロセスチーズ、ロースハム、ちくわ、たらこ、ベーコン
塩分の多い菓子類――クラッカー、塩せんべい、ポテトチップス、バターピーナッツ

四段ピラミッド
脂肪油・甘味
牛乳・チーズ
ヨーグルト
肉・魚・卵
乾燥豆
野菜
果物
パン・シリアル・米・パスタ・麺
1992年 4月 米国郡連邦政府農務省

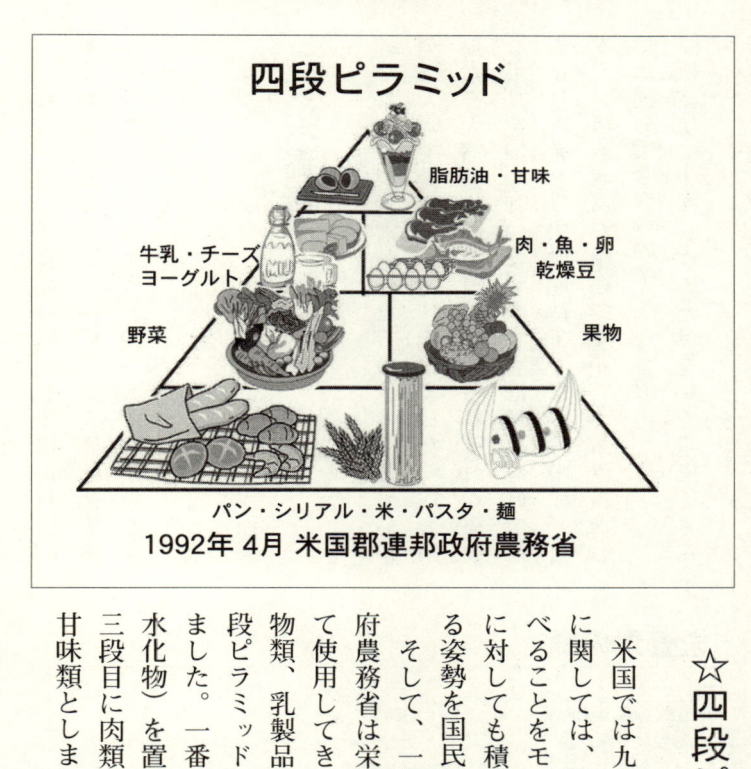

☆四段ピラミッド

米国では九〇年代のはじめから食生活に関しては、賢く選んでバランスよく食べることをモットーとして、生活習慣病に対しても積極的な食生活を以て対処する姿勢を国民に提唱してきました。

そして、一九九二年四月に米国連邦政府農務省は栄養摂取のバランスをこれまで使用してきた「穀類、肉類、野菜・果物類、乳製品の四食品群の輪」から「四段ピラミッド」に変更することを発表しました。一番下に比重の大きい糖質（炭水化物）を置き、その上に野菜・果物類、三段目に肉類・乳製品を配し頂点を脂肪、甘味類としました。

これは、底辺の食品群に関しては毎日摂取する必要があるとし、頂点にいくほど摂取する量を控えめにしようという大変わかりやすい表示に変えました。

☆栄養素の桶

これまで栄養素が私たちの身体にとっていかに大切であるかを述べてきました。六大栄養素や天然植物性栄養素などそれぞれが重要な役割を担っていますが、実は単品だけではあまり大きな効果は期待できないのです。ビタミンはもちろん重要ですが、ミネラルなしでは何もできないのです。

例えば、カルシウムだけをいくらたくさん

栄養素の桶

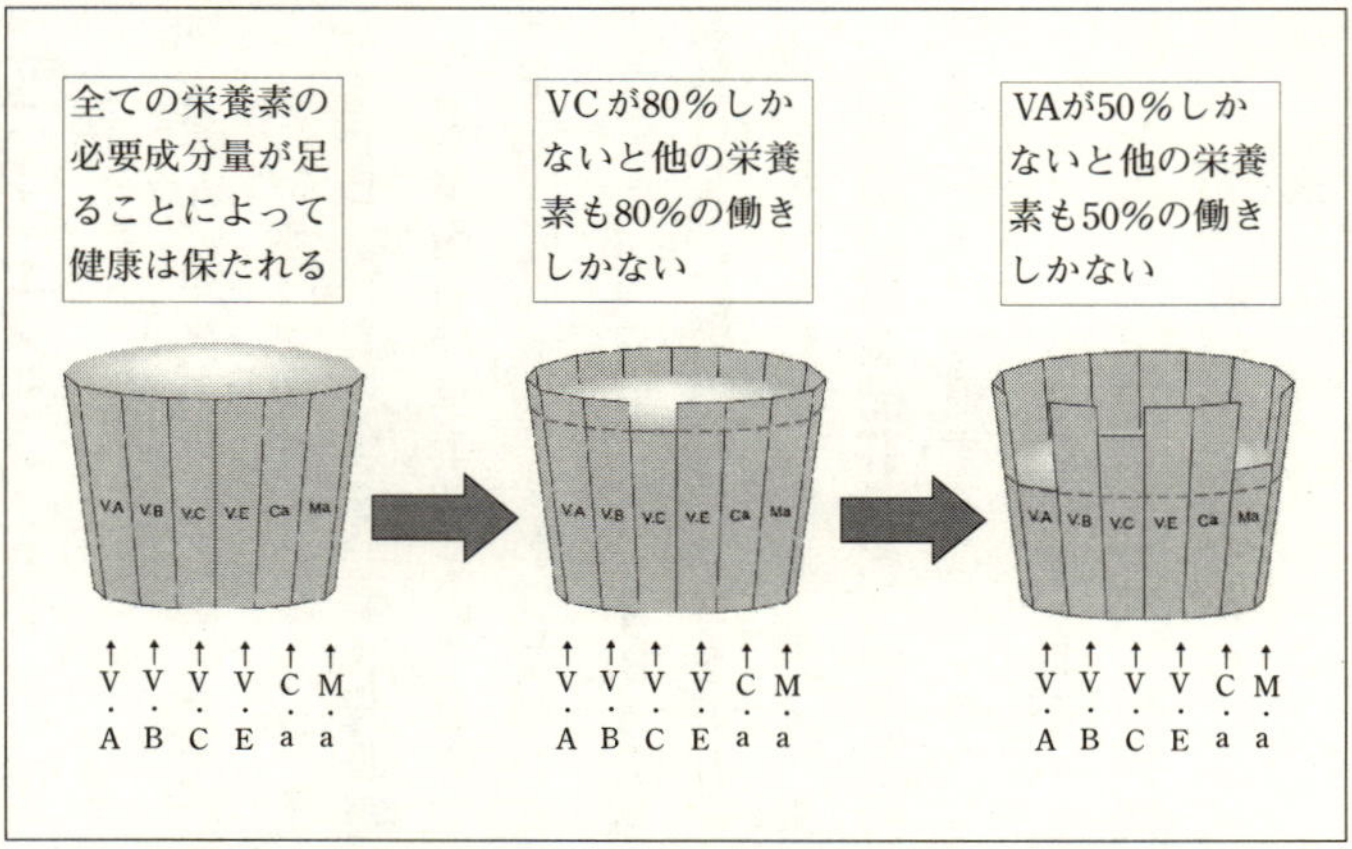
全ての栄養素の必要成分量が足ることによって健康は保たれる
VCが80％しかないと他の栄養素も80％の働きしかない
VAが50％しかないと他の栄養素も50％の働きしかない
V.A V.B V.C V.E Ca Ma
V・A V・B V・C V・E Ca Ma

摂っても、マグネシウム、ビタミンDの助けがなければカルシウムは骨の細胞に入っていきません。

ビタミンEは大変抗酸化力が強いのですが、ビタミンC、ビタミンB_2の協力がなければその力は存分に発揮できません。

糖質を分解するためにはビタミンB_1が必要ですし、ナトリウムが過剰になったときにはカリウムがあれば体外へ排除してくれます。

ですから、図のように他の栄養素がいくら足りていても、たった一つの栄養素が足りないと、その一番少ない栄養素のレベルでしか機能しないということなのです。

栄養素はそれぞれの必要成分量があってはじめてお互いに協力し合い相乗効果を発揮するということです。

野菜の栄養価が下がっている

野菜の成分表の値と北海道農業試験場調査による実測値

単位（mg／100ｇ）
1994年1月7日（金）北海道新聞掲載

ホウレン草
（100ｇ中ビタミンＣの含有量）

1950年	150mg
1963年	100mg
1982年	63mg
1994年	13mg
1998年	8mg

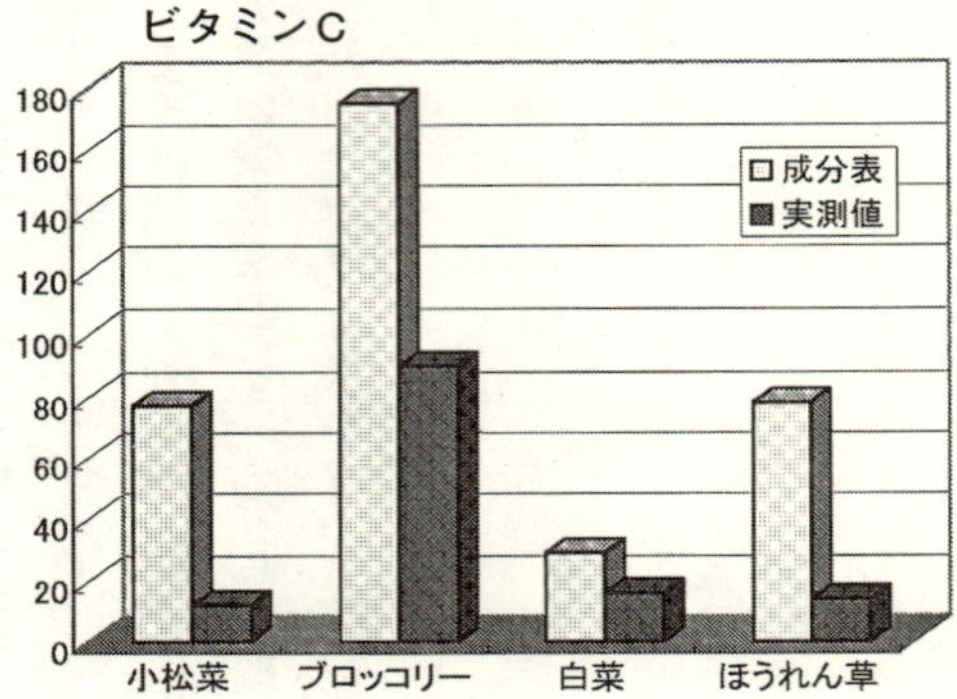

☆野菜の栄養価が激減

皆さんはご存知ですか、昔に較べて今の野菜は栄養価が激減していることを。

今、野菜はほとんどの人たちが一般のスーパーや八百屋で購入しています。見た目には美しく新鮮そうですが、実際に食べてみますと、昔私たちが子供の頃に感じたみずみずしさはなく、青臭い野菜独特の匂いもなくなったと思われませんか。

一九九三年に北海道農業試験場が野菜の栄養価についての分析をしたところ、科学技術庁資源調査会が一九五〇年より調査分析している「日本食品標準分析表」の四訂版による栄養価に較べて実際の野菜の栄養価がずいぶん下がっていることがわかりました。

図はほうれん草のビタミンC含有量のデーターです。ほうれん草一〇〇ｇ中にビタミンCが一九五〇年には一五〇㎎含まれていたのが、なんと一九九四年には一三㎎しか含まれていないということなのです。

図はビタミンC、鉄、カルシウム成分含有量の検査結果と「四訂食品成分表」の数値との比較表です。御覧のとおり実際の栄養価がずいぶん落ちていることがわかります。この主な原因は野菜の生産方法が工業生産化されてきたからです。

四、五〇年前、肥料は堆肥が使われていました。したがって土の中にはバクテリア菌などの細菌類が多く存在していて、堆肥を分解しビタミン、ミネラルを豊富に作り出しました。太陽の光をいっぱい浴びて、栄養分をたっぷり取り込んだ野菜が収穫されていたわけです。

では、現在の野菜はどうでしょうか。できるだけ短時間で収穫し、形や色の良い市場で売りやすいものを生産することを目標にしています。そのために化学肥料や、農薬を多用しております。この結果栄養分のない枯れた土壌になってしまったのです。また、水耕栽培やビニールハウス栽培などにより太陽を十分に浴びていません。

以上のような経過を辿って栄養価の激減した野菜が現在の市場を独占してしまったのです。

例えばほうれん草ですが、昔に較べてその栄養価は一〇分の一しかないということです。私たちが昔のほうれん草と同じだけのビタミンCを摂ろうとすれば、昔の一〇倍のほうれん草を食べねばならないということです。これは他の野菜においても同様のことがいえるのです。昔に比べて野菜などに含まれるビタミン、ミネラルなどの栄養素は大幅に減少しているのです。

検査結果と成分表の値の比較

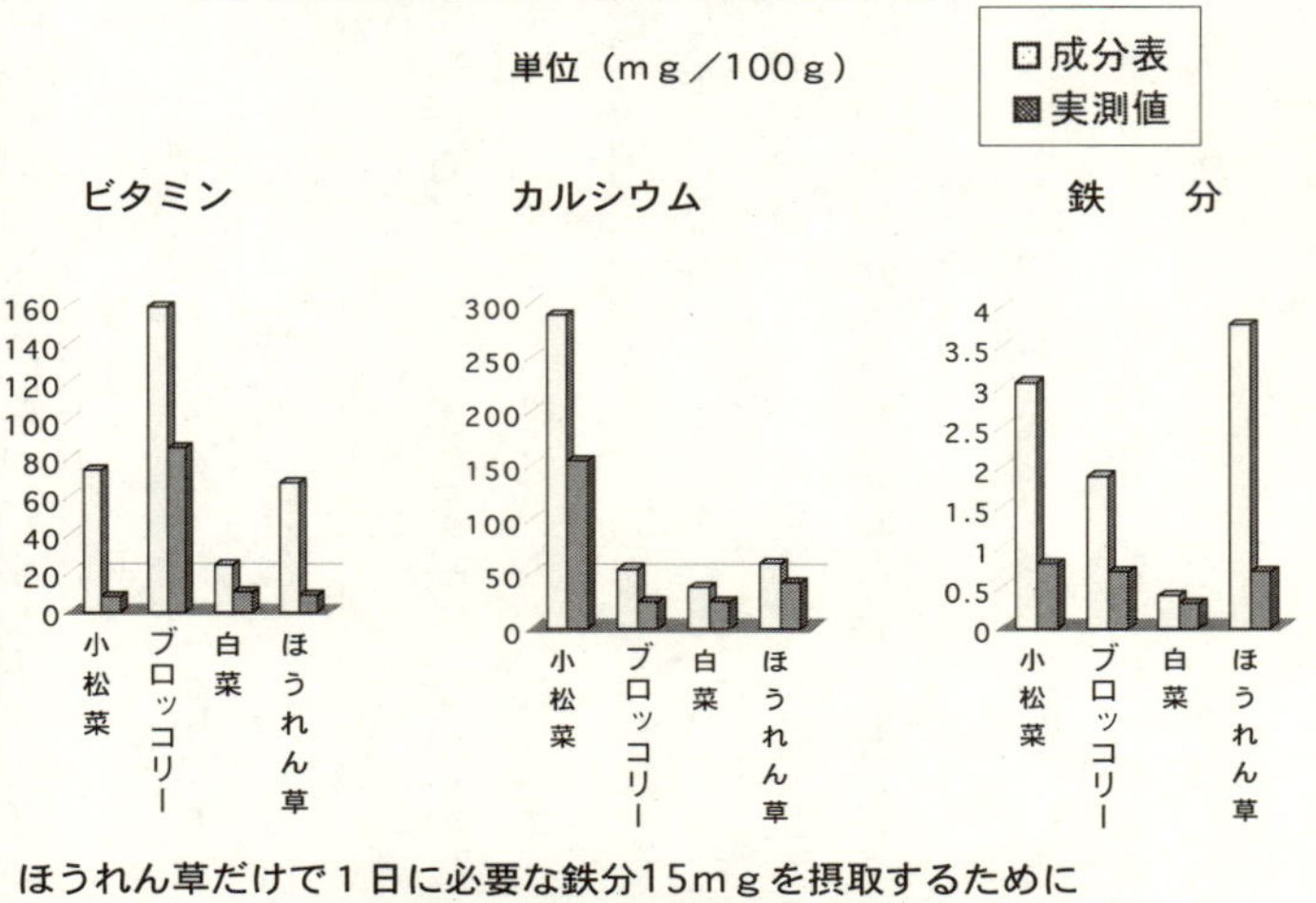

ほうれん草だけで１日に必要な鉄分15mgを摂取するために2キロ以上を食べなければなりません。

☆食事で不足しがちな栄養素を優良な栄養補助食品（サプリメント）で摂る

私たちが身体の中の活性酸素を取り除き、より健康なからだを維持していくためには十分な栄養素が必要です。その栄養素が日頃の食事からだけでは充分に摂れないのならなんらかの対応策を講じなければなりません。

昨今、農業生産方法が見直され、無農薬栽培や有機栽培農法が増えてきております。ですからこのような有機栽培で生産された野菜などをできる限り摂るようにすれば多少は栄養価は高いかもしれません。しかし五〇年前のような栄養価の豊富な野菜は望めないのが現状だといえます。

皆さんは有機栽培というものをどんなふうに理解されているでしょうか。厳密にいいますと、半径三〇キロメートル圏内で一切農薬が使われていない土地で有機栽培により生産され、尚且つその中心で摂れた野菜が有機栽培野菜といえます。その理由は、農薬は散布されますと当然風に乗って周辺にも飛んできますし、虫などによって運ばれてきます。農薬が水に溶けて土の中に浸み込めば、やがては地下水は汚染されます。ですから、五キロメートルや一〇キロメートル圏内で農薬が使用されていれば、当然その影響は受けるのです。こうしてみると、日本の狭い国土で有機農法がどこまで可能なのかその判断は難しいところです。

以上のようなことから現在の私たちが置かれている環境では、どうしても食事だけからでは十分な栄養素は摂れません。

したがって考えられるもっともよい方法は何らかの栄養補助食品（サプリメント）を食事と一緒に摂ることです。それもできる限り天然植物から抽出された成分でつくられたサプリメントをとることです。化学合成でつくられたビタミン類は、確かに化学分子構造は天然のビタミンと同じかもしれませんが、その大きさは天然のものと比べて微妙に大きいため細胞内に入り難いのです。

最近の欧米では、一般家庭の食卓には数種類の栄養補助食品が当たり前のように置かれていて、家族全員で食事とともに食べることが習慣化されています。なかでもアメリカ人は健康に対する意識が高く、食べ物だけでは必要量の栄養素が摂れないことを自覚しているからです。

では、このような栄養補助食品をどういう基準で私たちは選べばようのでしょうか。

世の中には栄養補助食品や健康食品と呼ばれているものが非常にたくさんあります。しかもそれぞれの成分や値段がまちまちです。日本は未だ法律（米国では一九九四年に「栄養補助食品健康教育法」が制定された）もなく整備されていませんので、消費者は何を基準にして選べばよいのか分らないのが現状だといえます。

そこで良質な栄養補助食品を選ぶチェックポイントを挙げてみました。

☆良質な栄養補助食品を選ぶためのチェックポイント

①広大な自然環境で育った天然植物を素材として作られたものを選ぶ。

化学合成のものはどうしても細胞への吸収率が悪い原材料は農薬が一切使われていないものを使用しているかチェックする

②ラベルをチェックする

全成分の表示がされているか全成分の含有量がきちんと書かれているか（成分内容を検査する民間機関もあります）

③一日当たりの所要量が少なく、かつ価格が適正であるか。

一日に五〇粒も六〇粒も摂らなければならないものは何処かに問題がある高価だからといって良いとは限らないし家計の負担かま大きすぎると長続きしない。

④ミネラルが吸収されやすくするための製造処理がされているか。

体内の細胞は不飽和脂肪酸という脂肪分で覆われているので水溶性のものは吸収され難い。製造過程で吸収されるための工夫がなされているか。

⑤臨床実験により安全性、効果、効能が証明されているか。

従来の健康食品はメーカー側の一方的なメッセージが多く、いまひとつ効果がはっきりしなかったが、昨年米国で法律が制定されてから、臨床データーで効果効能が実証された栄養補助食品が市場にでるようになりました。

日本でも二〜三年内に法律が整備されそうです（仮称—特定栄養機能食品）

⑥信頼のおけるメーカーの製品を選ぶ。その会社のポリシーや研究開発体制、社会的評価などをチェックすることが大切です。場合によっては公的な調査機関で調べてみることも大事です。

①〜⑤までの条件をクリアしておれば当然信頼出来るメーカーと判断してよいと考えられます。

☆有酸素運動を習慣化することにより常に体力の向上を心掛ける

現代ほど日常生活の中での身体活動が少なくなった時代は過去一〇〇年を振り返ってみても類をみないといえるのではないでしょうか。

特に交通手段の発達によって「歩く」という人間本来の基本的な運動が極端に減少しました。しかも食生活が著しく豊富になり、日本人の大半がカロリーの摂りすぎ現象を起こしているのが現在の実体ではないでしょうか。

その結果、日本人の体脂肪率は世界各国と比べてかなり高く、体重に占める脂肪の割合が高い「隠れ肥満」が多いという特徴が見受けられます。しかもこの肥満現象は中高年ばかりではなく今や小中学生にまで起こっています。

そして肥満が原因となって血液中にコレステロールが増え、やがては血管を詰まらせ、動脈硬化などの生活習慣病が運動不足を引き金として起こるのです。

何故、人は太るのでしょうか？　答えは簡単なことです。

① 食事から摂取したカロリーはエネルギーとなって身体を動かします。しかし身体が消費する以上のカロリーを摂り過ぎると、その余分なものは脂肪に変わり体内に蓄積されます。

② 肉類やケーキ等のお菓子類を好んで多く食べるような偏った食生活によって摂りすぎた余分なたんぱく質や脂質、糖分は脂肪となって体内に蓄積されます。

では、ついてしまった脂肪を減らすにはどうすればいいのか。

まず、当然のことですがカロリーを摂りすぎないように食生活の改善に心掛けることです。肉類を中心とした欧米型の食生活から日本古来の和食型食生活に切り替えることです。また、菓子類などの間食を出来る限り慎んでください。これだけでも肥満はかなり解消されるはずです。

しかし、一旦ついてしまった体内脂肪はなかなか落ちません。ですから、この余分な脂肪を減らすためには、筋肉を動かして酸素と一緒に燃やしてやる必要があります。そのためにはやはり適度な運動がもっとも大切です。なかでも、酸素と一緒に余分な脂肪を燃やしてくれる有酸素運動を心掛けることです。

運動には無酸素運動と有酸素運動があることをご存知ですか。どちらの運動も筋肉を使うことには変わりはないのですが、実は運動によって動かす筋肉が違うのです。

筋肉には「速筋と遅筋」との二種類があります。速筋は速を競う短距離走やウエイトリフティングのような瞬発力が必要な、どちらかといえば激しいスポーツのときに使われる筋肉です。この速筋を動かすエネルギー源はもともと筋肉中にあるグリコーゲンを使い、酸素を使わないのです。この運動のことを無酸素運動といいます。

遅筋は、血液中の酸素が筋肉の中で乳酸を分解しながら脂肪を燃焼させエネルギーを発生させて筋肉を動かします。このように血液中の酸素を使うので有酸素運動といいます。

代表的な運動としてはジョギング、ウォーキング、水泳、サイクリング、エアロビクスなどで、三〇分以上を継続して出来る運動です。

激しい運動の場合は、エネルギー源は主にグリコーゲンを使っていますが、消費カロリー自体は多くなり、それだけ酸素も大量に必要とします。酸素を多く吸うことはそのぶん活性酸素も大量に発生することになり、結果的には細胞が酸化され命を縮めるということにもなりかねません。

その点、有酸素運動は深くゆっくり呼吸をしながらの運動ですから大量の酸素を必要としませんので活性酸素に犯される心配も少なくて済みます。

有酸素運動は「三〇分以上続ける」ことによって、はじめて効果があらわれます。

・有酸素運動は始めてから二十分ぐらいまでは、まず血液中の脂肪がエネルギーとして優先的に使われます。そして血液中の脂肪を使いきってからようやく内蔵に付いている脂肪や皮下脂肪を使いはじめるので、私たちが目的としている体脂肪を落とすためには有酸素運動を少なくとも三十分以上は続けないと、なんの効果もないということです。

・三十分以上続けなければならない理由がもうひとつあります。それは脂肪を分解するときに重要な働きをする酵素「リパーゼ」が、もっとも活性化する体内温度は普通の体温より一～二度上がったときだからです。有酸素運動を始めて汗をかきはじめるのは大体二十分過ぎぐらいからで、その頃からリパーゼが脂肪の分解を本格的に開始しはじめるということになるからです。

有酸素運動の効果は他にもあります。まず最大の効果は心臓や肺等の呼吸循環器系の能力を高めることです。このことによって血液の流れが良くなり、血管機能も高まります。不眠や食欲不振の改善にも効果があります。

また運動することにより、骨に圧力が加わりカルシウムが取り込まれ易くなります。その結果、骨密度が上がり骨粗鬆症の予防にもなります。

☆ウォーキングがお勧めです

有酸素運動にもいろいろありますが、お勧めはもっとも手軽に始められる「ウォーキング」です。手軽にできるといっても、散歩感覚でブラブラ歩いてもなんの効果もありません。

▼ウォーキングの正しい歩き方

①よい姿勢——あごを引いて、下腹を少し引っ込め、ヒップを引き締める

②自然に足踏みしながら、右足を腰から出す感じで前に身体を倒すように歩き始める

③かかとから足を下ろし、かかと→足裏の中

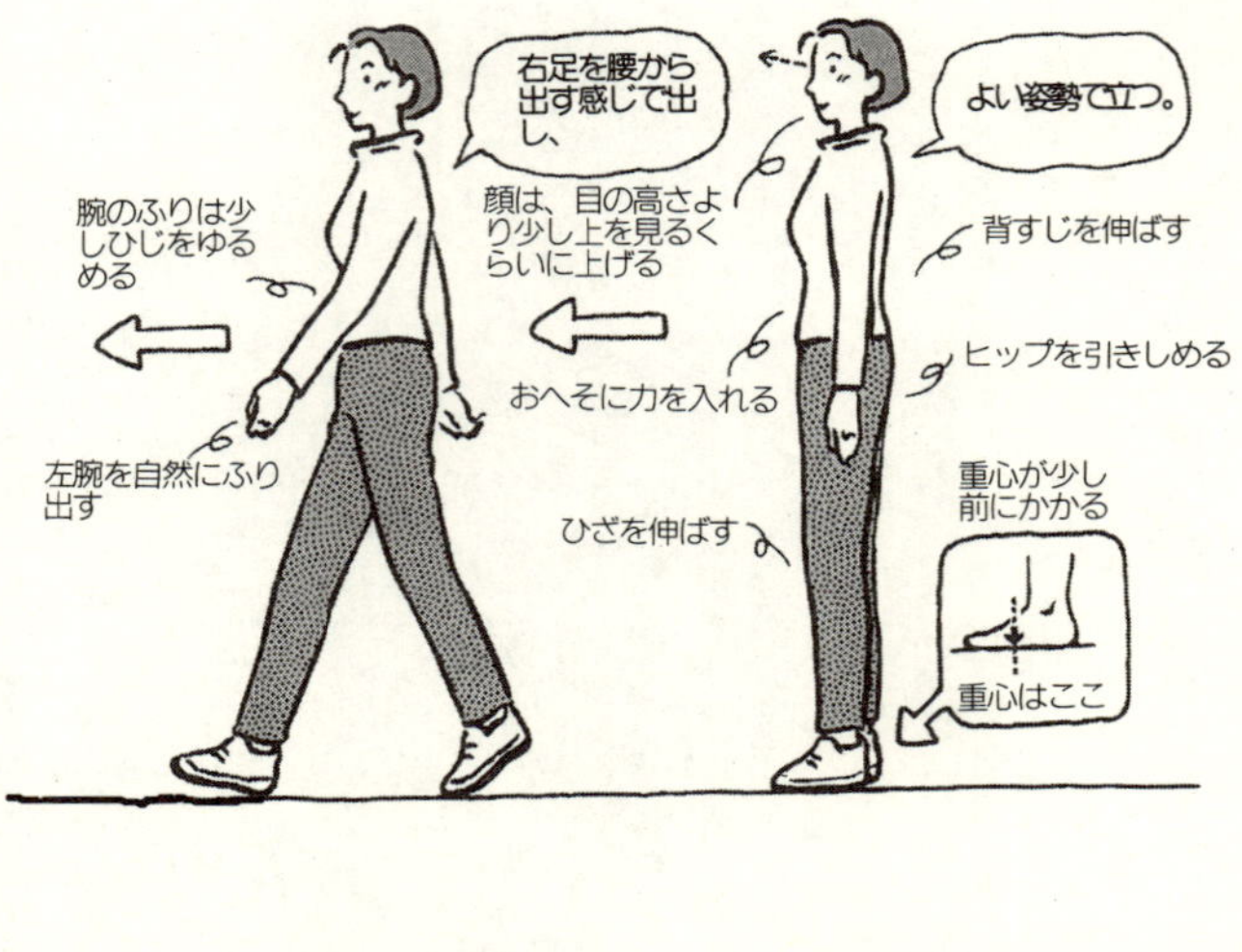
右足を腰から出す感じで出し、
よい姿勢で立つ。
腕のふりは少しひじをゆるめる
顔は、目の高さより少し上を見るくらいに上げる
背すじを伸ばす
ヒップを引きしめる
おへそに力を入れる
左腕を自然にふり出す
重心が少し前にかかる
ひざを伸ばす
重心はここ

央部→足先→親指の付け根と重心を移動させ、最後に足先部分を後ろに蹴りながら歩く

④太ももとふくらはぎの筋肉を意識して歩く

⑤歩幅を大きくとり、背筋を伸ばして歩く

⑥肘を直角に曲げて腕を大きく振り、肩の力を抜いてリズムに乗って歩く

⑦一日一万歩を目標に週三～四日歩く

できれば、ストレッチで身体を柔軟にしてからウォーキングを始めるように心掛けると、からだに無理がかからず、より効果的です。ストレッチは毎朝やるように習慣化しましょう。

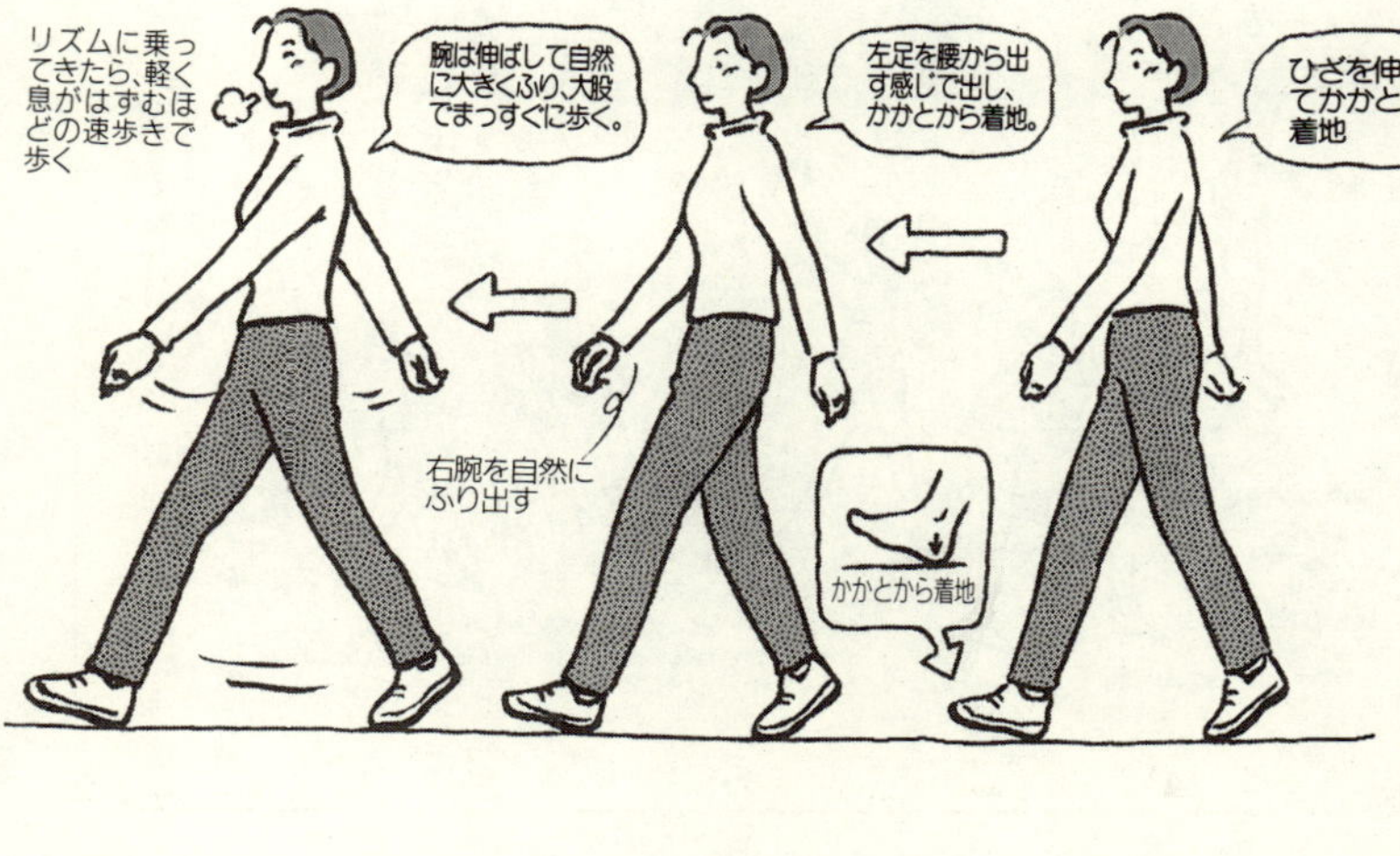

ひざを伸ばしてかかとから着地
左足を腰から出す感じで出し、かかとから着地。
かかとから着地
腕は伸ばして自然に大きくふり、大股でまっすぐに歩く。
右腕を自然にふり出す
リズムに乗ってきたら、軽く息がはずむほどの速歩きで歩く

ダンベル体操を始める前に

※重さのめやす
（女性の場合）

体力のない人やお年寄り	1〜1.5kg
足腰や腕に異常のない一般女性	2kg
2kgではものたりない人	2.5kg
スポーツをしていて体力のある人	3kg

■ダンベルの選び方

ダンベルを選ぶときは、まず両手に一つずつダンベルをもって、肩の位置でかつぐようにし、ダンベルを左右交互に押し上げてみます。これを10回行ったときに疲れを感じるぐらいの重さがよいでしょう。重いと感じたら無理をしないように。

■体力に自信のない人は、ストレッチからスタート

最初の一週間はじっくりとストレッチングから始めましょう。一つの動作を10〜15秒ずつ持続させます。

1
全身を伸ばす
両手をまっすぐ高く上げて、全身を伸ばしきる。
2
全身をさらにしっかり伸ばす
手のひらを空に向けて組み、腕と背筋をまっすぐに伸ばす。
3
肩のストレッチング
片腕のひじを反対側の肩に乗せる。逆の手でひじをからだの方に押してやり、そのままの姿勢を保つ。左右両方行う。
4
ひざと太もも内側をほぐす
両ひざに軽く手をそえ、そのままゆっくり腰を落とす。落としきったらゆっくり膝を伸ばして最初の姿勢に戻る。両手でひざを押すようにして伸ばす。
5
ひざを伸ばすストレッチング
交互に片足に体重をかけてひざを曲げ、反対の足のひざは手で押しながら伸ばす。
6
手首をほぐすストレッチング
両手を組み、手のひらが外側に向くように組んだまま、ひねってそらす。
7
ひざの裏側とアキレス腱を伸ばす
足を大きく踏み出して前後に開き、腰に両手を当て前後に体重をかける。後ろ足のかかとが上がらないように。反対の足も。
8
体側を伸ばす
手のひらを上に向けて手を組み、上体をゆっくりと横に倒す。反対側も。
9
前屈と上体をそらす
腰に両手をそえて上体をゆっくりと後ろにそらす。からだを戻し、さらにひざを曲げないで前屈し、10〜15秒保ったら元に戻る。
10
上体を振り回す
足を肩幅と同じくらいの広さに開いて立ち、両腕を左右に振ってウエストをひねる。顔はできるだけ正面に向けたままにする。左右両方行う。

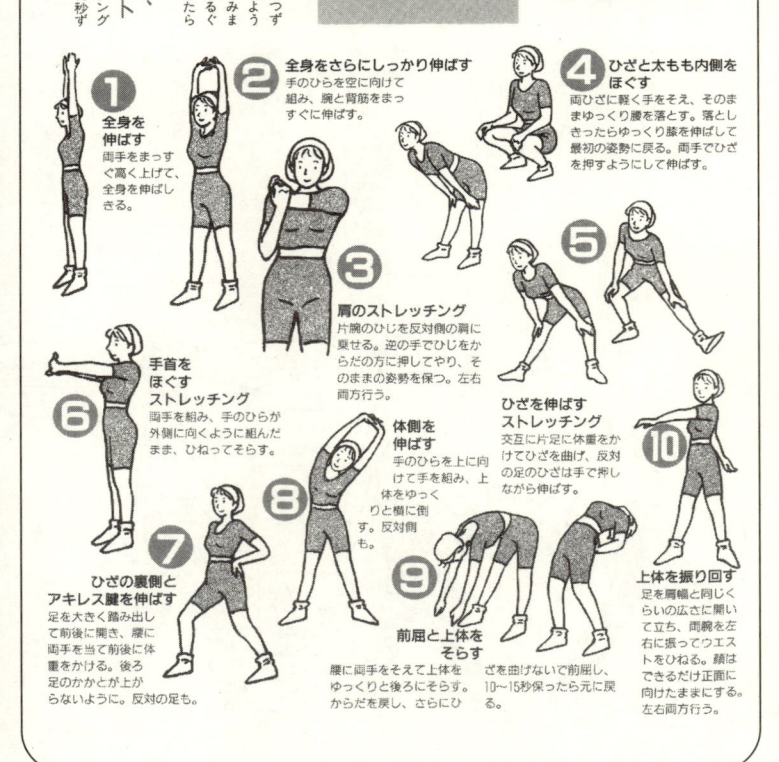

☆どんな環境におかれても、ストレスをためないように心掛ける

昨今、悩みやストレスを感じている人たちが急増しています。厚生省が一九九八年に実施した調査結果で、悩みやストレスを持っていますと答えた人が男女平均で四二、一％にも達しているということです。これは国民の半数近くが何らかの不安を抱きながら日々の生活を送っているということになります。

自然破壊によってもたらされた酸性雨、紫外線などによる地球環境の悪化から受けるストレス。不況による経済不安、ＩＴ革命による社会構造の変革から受けるストレス。家庭内トラブルによるストレスと、数え上げたらきりがありません。

ストレスが心の病気ばかりではなく、多くの病気と関わっていることは、第三章でも触れましたが、もう一度簡単に復習しておきましょう。

私たちの体は日々、様々な刺激にさらされています。顔を叩かれると赤く腫れたり、驚くと血管が収縮したりします。このように人の生体は外から刺激を受けると、それに反応して変化します。カナダの生理学者であるハンス・セリエ博士は、この外部から受ける刺激を「ストレッサー（生体が受けるひずみ）」、そしてこのストレッサーによって引き起こ

される生体の反応を「ストレス」という言葉で定義づけしました。

☆ストレスは活性酸素を発生させる

人は外部から受けるあらゆるストレスを大脳皮質で感受します。ストレスによって緊張したり、興奮したりするとアドレナリンなどの神経伝達物質が分泌され視床下部へその情報が伝えられます。情報を伝えられた視床下部は自立神経の中の交感神経を刺激して副腎皮質ホルモンを分泌します。このホルモンによって心身はストレスに対抗しようとします。そして体の至るところで緊張が増し、体温が下がったり、血圧があ上がったり、食欲が減少したりするのです。反対に体温が下がったり、血圧が下がったりする場合もあります。しかし一方ではこの緊張を和らげようとして、副腎皮質ホルモンを分解するアミン酸化酵素という酵素が分泌されます。この酵素によって分解されるときに活性酸素が発生するのです。

現代社会はストレスの原因が溢れかえっています。

このストレスが私たちを心身ともに疲労させ、免疫力を低下させ遂には種々の病気を引き起こすのです。ですから、ストレス病とは心のトラブルが身体の異常として現れてくる病気であるともいえます。

では私たちはどういったときにストレス（ストレッサー）を感じるのでしょう。

☆ストレッサーは大きく次のように分けられます。

外的ストレッサー

- **物理的ストレス**――環境の変化（離婚、退職、転職、人事異動）騒音、大気汚染、有害物質、温度、湿度
- **社会的ストレス**――人間関係（顧客、上司、部下とのトラブル、夫婦喧嘩）会社の倒産、子供の教育

内的ストレッサー

- **心理的、情緒的ストレス**――緊張、不安、悩み、あせり、淋しさ、怒り、失望、憎しみなど（収入減少、肉親の死）
- **生理的、身体的ストレス**――疲労、不眠、健康障害などの生理的状況の変化（病気、怪我、妊娠）

昨今の私たちを取り巻く生活環境、この中でストレスを避けて暮らしていくことはほとんど無理なことと考えねばなりません。ですから逆に私たち自身が少しでもストレスに負けない強い性格を持ちストレスに打ち勝っていくぐらいの気概が必要です。

では、どういった性格の人がストレスを受けやすいのでしょうか、反対にストレスを受けにくい人はどんな性格をしているのでしょうか。

ストレスを受けやすい性格

▼負けず嫌い――他人から認められたいという気持ちが強い

▼責任感が強い――仕事を遂行しようとする意識が強い

▼頑張り屋――仕事を完璧にこなさないと気がすまない、しかも疲れていても仕事を早く片付けようとする習慣が身についている

▼過度に競争的――競争心が極めて旺盛

▼せっかちである――いつも時間に追われ、落ち着きがなく、じっとしていることが嫌い

▼イライラしがち――ちょっとした事でイライラしたり、怒ったりする

ストレスになりにくい性格

▽温厚――――――優しい性格で、人とのつながりを大切にする
▽マイペース――――何かを完成させることに必ずしもこだわらない
▽のんびりや――――いつもゆったりと構えていて、あまり事を急がない
▽趣味を持っている―趣味を持っていて、常に気分転換がうまく出来る

☆ストレスをためずに、上手に解消するには

このストレス社会といわれる現代。どうやら私たちは、生きている以上、ストレスをなくすことは出来ないようです。毎日がストレスとの戦いです、嘆いていてもはじまりません。いかにしてストレスに打ち勝ち、乗り越えていくか、私たち自身がそのすべてを身につけて解決していかねばなりません。

そのためには、まず、出来る限り避けられるストレスは避けるように、心身への負担を軽くするように心掛けるべきです。そのためには、次のようなことに注意をしてストレスに強い体質づくりを日頃から心掛けるべきです。

ストレスを貯めない工夫

▽仕事の達成度は最大でも九〇％ぐらいで満足し完璧を目指さない。

▽常にプラス思考で物事を捉え、たとえ問題が生じても決してあきらめずに「それが自分自身にとって将来の飛躍につながるんだ」というぐらいに物事を前向きに考える習慣を身につける。

▽いつまでも過去のことにこだわらない。「あの時ああしておけばよかった。あの失敗さえなければこんな苦労はしていないのに。」と過ぎたことにいつまでもこだわっていないで、それよりもこれから先のことを考えるようにする。

▽いくら忙しくても適度な休息をとること。オーバーワークによる過度な疲労は精神的ダメージも大きく、かえってミスを招くことにもなる。

▽毎日少しでも自分自身の時間を持つように心掛ける。音楽を聴いたり、犬の散歩をしたり、のんびりとお風呂に入るといった時間をつくること。

▽出来れば仕事以外に没頭できる趣味を持ち、休日は仕事を忘れて気分転換を図れるように心掛ける。

▽十分な睡眠をとって、疲れを翌日に残さない。人間本来のリズムを崩さないためにも少なくとも十二時前には布団に入り、七時間以上は睡眠時間を確保する。

▽出来れば毎日入浴するよう心掛ける。入浴は血行を良くし、新陳代謝を促します。また筋肉の凝りを解消し、神経の緊張をほぐし気分を爽快にします。

▽偏食や不規則な食事は避け、心楽しく、必ず朝、昼、晩三食欠かさず摂る。

▽「神経の栄養素」といわれるビタミンB群、ビタミンC、カルシウム、亜鉛を含んだ食品をしっかり摂りストレスに強い身体をつくる。

以上ストレスに関していろいろと述べてきましたが、いづれにしてもストレスを回避出来るか出来ないかは私たち自身にかかっています。同じようなストレスがあってもその人の受け取り方によって、その重みも違ってきます。ストレスがたまると感じたときに、どう自分自身の気持ちを切り替え行動を起こしていくかが重要なことです。

ストレスがたまってきたなと感じたら、出来るだけ早く気分転換をはかり、心の柔軟性を高め常に余裕をもつように心掛けてください。

あとがき

二〇〇〇年度の国家予算が八五兆円に膨れ上がり、なかでも国民医療費が三十兆円を占めるということを知って大変驚きました。なんと国家予算の三分の一近くを占めているのです。これが十五年後には六十兆円になるだろうと予測されています。その時、国家予算も同じように倍になるとはとても考えられません。このままでいきますと国民年金、国民健康保険は間違いなく破綻するでしょう。

一方民間の方はどうでしょう。現在、厚生年金加入者がかなりの勢いで減少しています。株式会社や有限会社などの法人数は九八年度末で約二五一万社(厚生年金に加入すべき法人数)あるそうです。その内厚生年金に加入している法人数は九八年度末で約一六九万社だそうです。前年度に比べて約一万九千社減っておりますが、それよりも注目したいのは、厚生年金に未加入の会社がなんと八十二万社もあるということです。しかも会社が保険料を払えないということで厚生年金から脱退するところが続出しているということです。

また、健康保険組合はどうかといいますと、大企業の八割が、中小企業にいたっては九割が赤字だということです。中小企業では健康保険組合から脱退する会社が急増していて、そのために社員は国民保険に加入しなおしているということです。

一九九九年度の政府管掌健康保険（加入者約三千七百三十万人）の赤字額が過去二番目に大きい約三千二百億円にのぼったということです。九三年度以降七年連続の赤字だということです。現状が続けば明らかに近い将来に破綻します。

もしも、この健康保険制度が破綻し失くなったら私たちにとって大変なことになります。病気になると大変な医療費が掛かることになります。国による健康保険制度がすでに破綻しているアメリカでは、盲腸の手術で五十万〜一〇〇万円、ガンの手術で一千五百万〜二千万円掛かるといわれています。同じことが日本でも起こるということです。

うっかり風邪も引けません。ましてやガンなどの大病に罹れば破産しかねません。

皆さんはこんな現状をどう思われますか。他人事では済まされないことがもう間近に迫っているのです。

私は皆さんに、どうせ長生きするならいつまでもピンピン元気でいましょうと申し上げてきました。それは健康の素晴らしさを満喫し充実した人生を全うして頂きたいからですが、実は経済的な面からも是非とも健康な身体でいないと大変な負担が掛かってきますよと言いたかったのです。寝たきり老人、呆け老人になって家族に面倒かけるだけでも大変ですが、それ以上に経済面での負担は切実な問題です。家族全員が不幸になりかねないです。

最近さかんに、「これからの時代は〝自己管理〟〝自己責任〟ですよ」といわれてきましたが、「健康」に関してはまさにそうです。自分の体は自分が一番よく分かっているはずです。

何度も申し上げますが、健康を維持し病気になり難い身体をつくることは少しも難しいことではありません。とても簡単なことです。

「バランスの良い食事と十分な栄養素をサプリメントで補う。」

「有酸素運動を習慣化する」

「ストレスをためない」

たったこれだけのことです。でも、人は天邪鬼なのか、簡単なことほどやろうとしませんし、分かっていながら先延ばししようとします。あなたは如何ですか。

参考文献

この本を書くにあたって、多くの書物や報道関係から参考、引用させていただきました。

○「環境汚染」　石井一郎・石田哲朗　共著　環境汚染研究会
○「しのびよる化学物質汚染」　安原昭夫　著　合同出版
○「専門医がやさしく教える活性酸素」　近藤和雄　著　ＰＨＰ研究所
○「恐るべき酸性雨」　谷山鉄郎　合同出版
○「沿道汚染」　前田和甫　光文社
○「図解雑学ダイオキシン」　露本伊佐雄　著　左巻健男　監修　ナツメ社
○「ビタミンがスンナリわかる本」　丸元康生　著　廣済堂出版
○「あなたに必要なビタミンを教えます」　安田和人　著　かんき出版
○「からだに効く栄養成分バイブル」　主婦と生活社　編者　主婦と生活社
○「専門医がやさしく教える注目の栄養素」　近藤和雄　著　ＰＨＰ研究所
○「病気を治す栄養成分ＢｏｏＫ」　永川祐三　著　主婦と生活社
○「改訂版　食品・化粧品　危険度チェックブック」　体験を伝える会　編者　情報センター出版局
○「食品・化粧品は安全か。添加物のＱ＆Ａ」　西岡　一　著　ミネルヴァ書房

○「浄水機でビタミンＳＯＳ」　サプリ・エディションズ
○「たばこがやめられる本」　斎藤麗子　著　女子栄養大学出版部
○「酒・タバコ・コーヒー」　岡部和彦　著　女子栄養大学出版部
○「よくわかる農薬汚染」　安藤　満　著　合同出版
○「見てわかるファーマネックス」　石垣洋一郎　著　ニューライフ出版
○「ＩＤＮがあなたを守る」　ニューライフ出版編集部　ニューライフ出版
○「買ってはいけない」　船瀬俊介・三好基晴・山中登志子・渡辺雄二　共著　株式会社金曜日
○「薬より良く効くサプリメント・バイブル」　アール・ミンデル著　同朋舎
○「サプリメント革命」　佐藤富雄　著　合同出版
○「不老の探究」　大島　清　著　龍門出版社
○「健康管理士一般指導員　受講対策講座テキスト」日本医協学院・ＮＰＯ法人　日本成人病予防協会監修
○「発掘！　あるある大事典」　番組スタッフ編　関西テレビ放送　扶桑社
○厚生省、東京都庁の調査データー
○朝日新聞、日本経済新聞の報道記事等より

○週刊宝石、緊急ワイド「わが子の脳が破壊されていく」12年6月4日号より
○週刊文春、特集「わが子を犯罪に走らせぬために」12年6月5日号より

編著者プロフィール　　　　　　仲岡　健二
一九四一年大阪生まれ。甲南大学文学部卒。

大手広告代理店にて約三〇年にわたりAEとしてマーケティング戦略を現場の視点から構築してきた。早くから代替療法に興味を持ち二十三年前から独自のヨガ体操を実践している。

現在、成人病予防協会会員。

健康管理士として「健康セミナー」を中心に講演活動を全国で展開する傍ら、ウェルネスコンサルタントとして健康管理の指導を行っている。

問い合わせ先　健康塾
TEL.〇四二―三六五―〇五八四
E-mail kanaoka@jp.bigplanet.com
URL：httP：//kenkoujuku . jp . epharmanex.com

まっとうしませんか

ピンコロ人生

仲《なか》岡《おか》健《けん》二《じ》

明窓出版

平成十三年三月二十八日初版発行
発行者――増本　利博
発行所――明窓出版株式会社
〒一六四―〇〇一二
東京都中野区本町六―二七―一三
電話　（〇三）三三八〇―八三〇三
FAX　（〇三）三三八〇―六四二四
振替　〇〇一六〇―一―一九二七六六
印刷所――株式会社　シナノ
落丁・乱丁はお取り替えいたします。
定価はカバーに表示してあります。

ISBN4-89634-067-1

ホームページ http://meisou.com　Eメール meisou@meisou.com

心のオシャレしませんか

丸山敏秋著

幼児開発にとって大切な「母親開発」に参考になるテーマがいろいろ盛り込まれています。内容も具体的でわかりやすく、すぐに役立つ事柄も多いでしょう。子育て中のお母さんお父さんはもちろん、広く世の女性に読んでいただきたい本です。

推薦　井深　大（ソニー名誉会長）

定価　一二〇〇円

親と子のハーモニー

「心のオシャレ・パートII」

丸山敏秋著

現代社会で子どもたちに大事なものは何なのか、何が必要なのか、その辺のところを親としてしっかり見極め、時流にただ流されるのではなく、自分の流儀で、信念をもった子育ての方針を立てることが大切！

定価　一二〇〇円